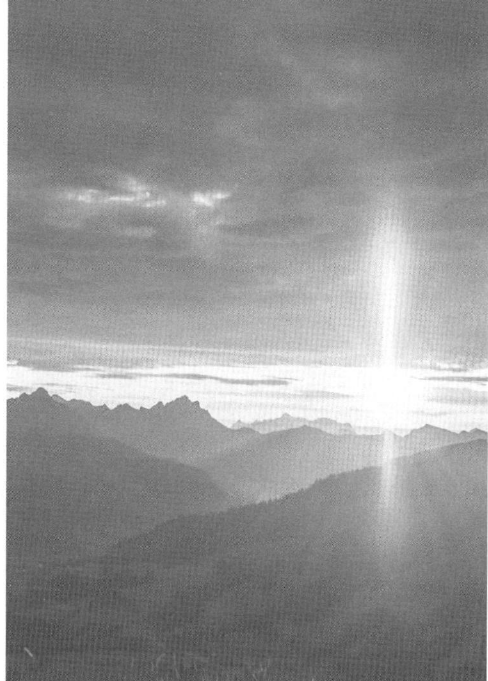

Systemische Erlebnis- therapie

Heilprozesse in Naturräumen

Annette Arla'ma Bergmann

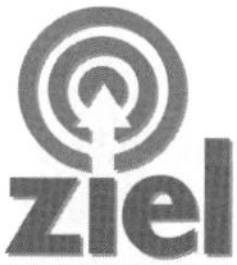
ziel
Gelbe Reihe : Praktische Erlebnispädagogik

Dieser Titel ist auch als eBook erhältlich
ISBN 978-3-96557-127-3

Sie finden uns im Internet unter
www.ziel-verlag.de

Bibliografische Information der Deutschen Nationalbibliothek
Die Deutsche Nationalbibliothek verzeichnet diese Publikation in der Deutschen Nationalbibliografie; detaillierte bibliografische Daten sind im Internet über *http://dnb.d-nb.de* abrufbar.

Printed in Germany

ISBN 978-3-96557-126-6 (Print)

Verlag:	ZIEL – Zentrum für interdisziplinäres erfahrungsorientiertes Lernen GmbH Zeuggasse 7–9, 86150 Augsburg, www.ziel-verlag.de 1. Ausgabe 2024
Fotos:	Titel und Innenteil: Symbole (Adobe Stock: BDCreations), Rand (Adobe Stock: Corri Seizinger)
Gesamtherstellung:	**FRIENDS** Menschen Marken Medien www.friends.ag

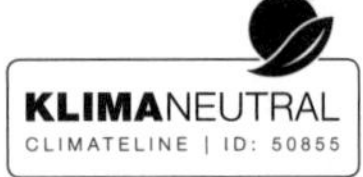

Klimaneutral gedruckt mit mineralölfreien Druckfarben auf möglichst umweltschonend produziertem Papier.

Inhaltsverzeichnis

2. Gesundheit 51

Zitat:

Eine Soldatin mit Posttraumatischer Belastungsstörung verbrachte Silvester in einem Holzhaus im Allgäuer Wald, da dort keine Silvesterknaller sie triggerten.

Ihre Rückmeldung war:

„Es müsste Kliniken als Baumhäuser geben, dann würden wir alle gesund werden können!"

Prolog

Schön, dass Sie dieses Buch lesen! Ich heiße Sie herzlich willkommen, mit mir gemeinsam in einige elementare Erfahrungen einzutauchen, und ich freue mich, mein Wissen und meine Beobachtungen mit Ihnen teilen zu können.

Basis für dieses Buch ist die Aus- und Weiterbildung „Systemische Erlebnis & Naturtherapie – Heilungsprozesse in Naturräumen (SENT)", die ich seit vielen Jahren unterrichte. Ich begleite Menschen in die Natur und erlebe dort die großartigen Geschenke und Schätze, die sie für uns bereithält.

Die Natur ist mehr als nur ein Spiegel oder eine Methode. Sie gibt uns Kraft, unterstützt unsere Selbstheilungskräfte, beschenkt unsere Seele mit kraftvollen Bildern, sendet unserem Immunsystem wichtige Botenstoffe – wie Terpene und Sauerstoff – und sie verbindet uns mit dem „großen Ganzen". Wir fühlen uns eingebunden und sind dort ein geliebtes Wesen zwischen Himmel und Erde.

Menschen schützen das, was sie lieben und Menschen respektieren etwas in ihrer ursprünglichen Kraft, wenn sie mit ihrer eigenen Quelle verbunden sind. Wenn Menschen diese Ganzheitlichkeit erleben, können sie erkennen, dass das, was sie im Außen bewirken, immer zu ihnen zurückkommt, und sie können danach handeln. (Resonanzprinzip)

Ich habe in meinem Leben viele Orte, viele Ausbildungen und viele Arbeitsbereiche kennengelernt.

Meine Gabe der Hochsensitivität und die Gabe, die Wahrheit in allen Dingen zu spüren, ließen mich einen biografischen Weg gehen, auf dem ich in verschiedenen Bereichen als Pionierin voranging und auf dem ich neue Konzepte entwickelte, die für mich sinnvoll erschienen und dem Wohle aller dienten.

Auch wenn die Natur für jeden unterstützend wirkt, so sind es vermehrt die Menschen, die in ihrem Helfersystem an Grenzen gekommen sind, die mein Team, Netzwerk und ich im Rahmen der Systemischen Erlebnis- & Naturtherapie in Naturräumen begleiten dürfen.

Dabei führt mich eine Kraft, die viel größer ist als mein Verstand und die ich erst mit der Zeit immer besser in Worte zu fassen vermag. Es ist das erwachte Bewusstsein, das mir meinen Weg zeigt.

Ich möchte ausgewählte Aspekte schriftlich weitergeben. Auch wenn ich noch keine Schriftstellerin bin, habe ich im Rahmen meiner Ausbildungen bereits großes Wissen vermitteln dürfen; ein Wissen, das aus einer tiefen Intuition und spirituellen Eingebung entspringt.

Im beruflichen Kontext braucht es eine Sprache auf Augenhöhe, die in der derzeitigen Arbeitswelt und dieser Zeit anerkannt und angenommen werden kann.

Mit diesem Buch möchte ich die Grundlagen und Grundpfeiler der Systemischen Erlebnistherapie darlegen und manifestieren. Auch ist dieses Buch für mich eine Auswahl von erzählenswerten, wertvollen Geschichten und von erlebten Erfahrungen – vor allem im beruflichen Kontext.

Ich danke dem großartigen Dozenten-Team der Ausbildungsreihe „Systemische Erlebnis- & Naturtherapie", das mit mir in den vergangenen Jahren forschend, wissenschaftlich und professionell unterwegs war. Jede einzelne Person stellte mir dabei sein/ihr Wissen zur Verfügung, um aus diesem eine neue Ausbildung zu weben. Ich danke einem ganz wertvollen SISPA-Team, das in allen Situationen an meiner Seite steht. In unserem gemeinsamen Feld von Medizin, Psychiatrie, Seelsorge, Bundeswehr, Jugendhilfe, Coaching, Gesundheit, Prävention, Wissenschaft, Erlebnispädagogik, Wildnispädagogik und Geistheilung fühlte und fühle ich jederzeit einen wohltuenden Rückhalt und Unterstützung.

Ich danke Vater Himmel und Mutter Erde für die Verbindung, für das Gebären in dieser Zeit, die von Wandlung und Neubeginn geprägt ist.

Ich danke den vielen Menschen, die sich von uns vertrauensvoll haben ausbilden lassen, die sich auf die tiefe Wirkung, die die Ausbildung zum Systemischen Erlebnis- & Naturtherapeuten / zur Systemischen Erlebnis- & Naturtherapeutin entfaltet, eingelassen haben.

Ich danke für die Berufszweige, die wir entwickeln konnten.

Ich danke den vielen Menschen, die sich meinen und unseren Handlungen anvertraut haben, die mit uns einen gemeinsamen Weg gegangen sind.

Ich danke den vielen Kindern, die wir begleiten durften, die uns den Mut gegeben haben, von unserer Arbeitsweise und unserem Weltbild zu erzählen, von denen wir so sehr viel Lernen durften.

Ich bin dankbar für die großen Lehrer, denen ich bei Nature & Healing, Nägele & Partner, dem KAP-Institut, im Bundesverband für Individual- und Erlebnispädagogik e.V. sowie dem geistigen Heilen begegnen durfte.

Mein vierbeiniger Wegbegleiter Bruno lehrte mich, dass die Dinge in erzählten Geschichten weiter leben können. Meine Webbegleiterin Berta lehrt mich Vertrauen und Treue in tiefer Verbindung.

Ich wünsche jedem Leser, dass er das herausnimmt, was für ihn wichtig ist, und dass er dies in seine Arbeit und Leben integriert.
Viel Freude beim Lesen.

Herzlichst, Ihre
Annette Arla'ma Bergmann

Wer ist Annette Arla'ma Bergmann?

Annette Arla'ma Bergmann ist Inhaberin von „SISPA – Institut für Entwicklungsprozesse in der Natur GmbH". Sie sagt über sich:

> *„Meine Mission ist es, Menschen tief in ihrem Herzen zu berühren,*
> *so dass sie die Essenz ihres wahren Lebens wiedererkennen und darin leben.*
> *Dabei sind die Elemente der Natur die großen Therapeutinnen und Therapeuten."*

Ich lebe mit meiner Labradorhündin überall dort wo es uns hin ruft. Geboren bin ich in Düsseldorf. Meine Lebensstationen befinden sich am goldenen Rhein entlang, von der Quelle in den Bergen bis zur Nordsee. Als „Bergmann" hole ich Schätze aus den Bergen, was eine meiner großen Ressourcen in der Begleitung von Menschen ist.

In einer persönlichen Krise, einer Zeit eines eigenen Burnouts im Alter von 28 Jahren, in der ich in einer Klinik für Psychosomatik war, erlebte ich in meinem Prozess die „Heilkraft" des Waldes. Für mich war dies sehr wichtig: Auf der Suche nach der Wirksamkeit der Natur fand ich diese im Inland, an meinen Orten, in meiner Nähe – und später dann ebenso im Ausland und bei vielen Schamanischen Lehrern, ins besonders denen der indigenen Völkern. Gemeinsam mit vielen unterstützenden Kräften haben wir Foren und europäische Kongresse gestaltet, um die Wirksamkeiten und die Wirkweisen der Natur auch in Deutschland sichtbar zu machen.

Ich folge meinem Herzensweg und verbinde meine Erfahrungen in unterschiedlichen Naturräumen und all die Erfahrungen, die ich im Rahmen meiner Ausbildungen gemacht habe. Aus dieser Verbindung von Erfahrungen heraus habe ich die eigenständige Aus- und Weiterbildung „Systemische Erlebnis- & Naturtherapie – Heilprozesse in Naturräumen (SENT)" in Deutschland entwickelt. Dabei unterstützen mich handverlesene Dozenten, die jeweils Koryphäen in ihren Fachgebieten sind.

Ich verstehe mich als Herzenswegbegleiterin – eine Aufgabe, die mehr Berufung als Beruf für mich ist. Immer wieder bin ich überwältigt, welche intensiven Prozesse der Selbst-, Team-, und Gemeinschaftsentwicklung in und mit der Natur stattfinden können, und es macht mich glücklich, eine Vermittlerin zwischen vielen Welten und Menschen sein zu dürfen. Dabei halte ich stets die Verbindung von Himmel & Erde über mein Feld der Liebe.

Meine Kontaktdaten finden Sie auf Seite 178.

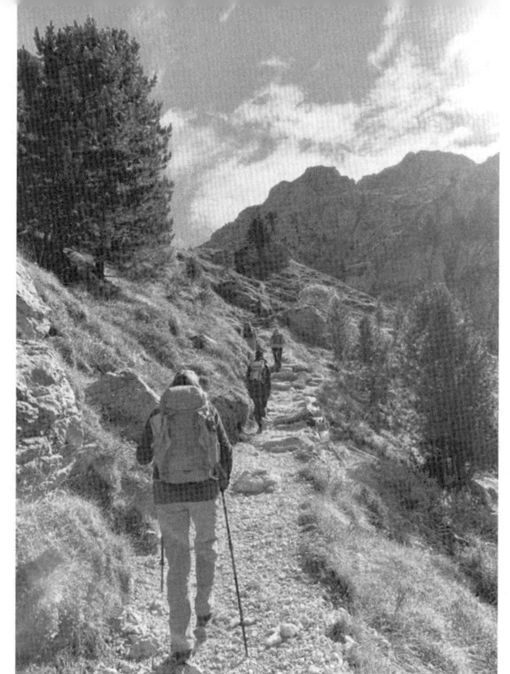

1. Grundlagen

Grundlagen

Einführung in die Erlebnistherapie

In Deutschland fand ich kaum bis wenig Literatur über die Erlebnistherapie. Natürlich findet die Erlebnistherapie in und mit der Natur statt und sie ist systemisch eingebettet. Was denn auch sonst! – so dachte ich.
Ich stellte allerdings schnell fest, dass wir in Deutschland kein einheitliches Selbstverständnis des Begriffes „Erlebnistherapie" haben. Zur Verdeutlichung, dass ich therapeutische Erlebnisse immer im Zusammenhang mit der Systemischen Naturtherapie sehe, habe ich diese deswegen begrifflich als „Systemische Erlebnis- & Naturtherapie – Heilprozesse in Naturräumen" bezeichnet.
Meine Motivation führte dazu, dass beim Bundesverband Individual- und Erlebnispädagogik e.V. eine Arbeitsgruppe zum Thema Erlebnistherapie gegründet wurde. Dort arbeiteten wir in konstruktiven Arbeitseinheiten bundesweit an einer Definition des Selbstverständnisses der Erlebnistherapie. Unsere Arbeitsergebnisse veröffentlichten wir erstmals im Mai 2020. Diese sind die Grundlage für dieses Buch, auf dieses in der Arbeitsgruppe definierte Selbstverständnis der Erlebnistherapie berufen wir uns. Vielen Dank an dieser Stelle auch noch einmal an alle Beteiligten.

Berufsbild Erlebnistherapeut:in

Erlebnistherapie ist ein erfahrungs- und handlungsorientierter Ansatz, der erlebnis- und naturbasierte Methoden nutzt, um positive Wirkungen in Heilungs-, Gesundungs- bzw. Entwicklungsprozessen zu erzielen.
Die Erlebnistherapie spricht ganzheitlich kognitiv-intellektuelle, praktisch-aktionale, sowie affektiv-emotionale Ebenen im Präventions- bzw. biopsychosozialen Gesundungsprozess an. Sie kann als Fachtherapie oder als therapeutisches Ergänzungsverfahren sowohl ambulant als auch in einem stationären Bereich in unterschiedlichen Arbeits- und Handlungsfeldern stattfinden.

Aufgaben und Tätigkeiten

Erlebnistherapeut:innen gestalten erlebnis-, erfahrungs- und handlungsorientierte Settings, die Entwicklungs- und Selbstheilungsprozesse anstoßen oder ermöglichen. Für erlebnistherapeutische Prozesse sind eine Anamnese und Diagnostik erforderlich. Darauf aufbauend findet eine Auftragsklärung mit der Formulierung des Therapieziels und der Rahmenbedingungen

mit den Klient:innen zusammen statt. Die Planung und Durchführung der Intervention orientieren sich an den Therapiezielen. Der Prozess und die Ziele werden regelmäßig überprüft und nach Bedarf angepasst. Ein Transfer in die Lebenswelt des:der Klient:in wird angebahnt. Die Prozessqualität zeichnet sich insbesondere durch eine bedarfsgerechte Auswahl der Methoden und Materialien, die Prozessbegleitung und bedarfsgerechte Intervention aus. Dies umfasst gegebenenfalls auch Krisenintervention.
Zur Qualitätssicherung führen Erlebnistherapeut:innen eine Selbstreflexion sowie eine Evaluation des Prozesses durch. Dabei kommen sie ihrer Dokumentationspflicht nach.
Erlebnistherapeut:innen gestalten eine therapeutische Beziehung zum:zur Klient:in, um Vertrauen für die Zusammenarbeit aufzubauen und Verständnis für die Wirklichkeit der Klient:innen zu entwickeln.
Sie sind verantwortlich für die Planung, Gestaltung, Umsetzung und Auswertung erlebnistherapeutischer Prozesse unter Berücksichtigung der physischen und psychischen Sicherheit. Nach Bedarf arbeiten sie in multiprofessionellen Teams und interdisziplinär.
Erlebnistherapeut:innen schaffen Angebote in Naturräumen, welche Herausforderungs- und Entwicklungspotentiale anbieten, die dem subjektiven Empfinden des:der Klient:in Rechnung tragen. Erlebnistherapeut:innen beziehen soziokulturelle und ökologische Fragestellungen in ihre Arbeit mit ein. Hierfür prüfen sie mögliche Methoden auf deren Belastung für die Natur im Verhältnis zum therapeutischen Nutzen. Ihr Handeln folgt den ethischen Prinzipien von Natur- und Klimaschutz.

Therapieräume und Aktivitäten

Erlebnistherapie findet vorzugsweise in natürlichen und naturnahen Erfahrungsräumen statt. Ergänzend wird auch in urbanen Settings therapeutisch gearbeitet. Die Auswahl der Aktivitäten und Therapieräume orientiert sich am individuellen Bedarf, den vorhandenen Ressourcen und Möglichkeiten sowie der Anamnese und Diagnostik.
Sie bedient sich vorwiegend erlebnispädagogischer, motorischer, naturbezogener, ressourcenorientierter und systemischer Konzepte und Aktivitäten. Daraus entstehen Schnittmengen mit anderen Therapieformen. Unterschiedliche Reflexions- und Transfermethoden unterstützen nachhaltige Therapieerfolge.
Erlebnistherapie ist gekennzeichnet durch Prozesstiefe, Beziehung und Dauer. Daher finden erlebnistherapeutische Angebote in der Regel über einen längeren Zeitraum und/oder über mehrere Tage am Stück statt. Als Ergänzung zu anderen Therapieformen können sie auch zeitlich variieren.

Arbeits- und Handlungsfelder

Die Rollen und Aufgaben eines:r Erlebnistherapeut:in (z.B. als Fachtherapeut:in oder Ergänzungstherapeut:in stehen in Abhängigkeit von der Fallverantwortung) sind bedingt durch die Kontexte und Rahmenbedingungen der Arbeits- und Handlungsfelder, in denen diese sich bewegen.

Die nachfolgenden Bereiche sind typische Handlungsfelder der Erlebnistherapie.

Im Bereich der *„Gesundheitsförderung"* sind Erlebnistherapeut:innen in Prävention und Rehabilitation, beispielsweise zur medizinischen Wiederherstellung, beruflichen und sozialen Wiederbefähigung oder Wiedereingliederung tätig.

Im Bereich der *„Psychotherapie und Psychiatrie"* sind Erlebnistherapeut:innen unter anderem als ergänzende (Spezial-)Therapeut:innen tätig, beispielsweise in der Sucht- und Traumatherapie.

Im Rahmen von Therapieformen wie z.B. *„Ergo-, Logo- und Physiotherapie"* arbeiten Erlebnistherapeut:innen ergänzend zur Behandlung der jeweiligen Themenschwerpunkte. Beispielsweise zur Förderung der psychomotorischen Entwicklung und zur Behandlung von Sprachentwicklungsstörungen.

Erlebnistherapeut:innen sind im Bereich der *„Kinder-, Jugend- und Familienhilfe"* im therapeutischen Prozess zur Behandlung psychosozialer Probleme und zur Förderung der seelischen Gesundheit, der Selbstbestimmung, Eigenverantwortung und gesellschaftlicher Teilhabe tätig.

Im Bereich der *„Sozialtherapie"* werden erlebnistherapeutische Angebote eingesetzt als Teil der Behandlung von körperlichen, psychischen und/oder psychosomatischen Erkrankungen, psychosozialen Krisen oder Einschränkungen. Im Bereich der Arbeit mit straffälligen Menschen arbeiten sie in Prävention und Resozialisierung.

Im Rahmen der *„Soziotherapie"* unterstützen Erlebnistherapeut:innen die Klient:innen bei der Aufnahme von weiteren Therapien und medizinischen Hilfen.

Erlebnistherapeutische Angebote finden ebenso in der *„Arbeit mit Menschen mit Behinderung"* statt, beispielsweise mit dem Ziel der Rehabilitation, gesellschaftlichen Teilhabe und der Förderung lebenspraktischer Fertigkeiten.

Erlebnistherapeut:innen können auch in den Arbeitsfeldern *„Beratung, Supervision und Coaching"* aktiv sein.

Qualifikationen und Ausbildung

Erlebnistherapeut:innen verfügen über erlebnispädagogische und erlebnistherapeutische Kompetenzen (nach den Standards des be).
Ein typischer Zugangsweg ist eine erlebnispädagogische Qualifikation (entsprechend dem Titel Erlebnispädagoge be®) in Verbindung mit einer erlebnistherapeutischen Qualifikation.

Erlebnistherapeutische Kompetenzen umfassen:

- Wissen und Fertigkeiten über klinische/medizinische Störungsbilder, Auffälligkeiten und dysfunktionale Verhaltensweisen und deren Behandlungsmöglichkeiten sowie deren Auswirkung in der Erlebnistherapie.
- Kenntnisse über Theorie und Praxis über therapeutische Konzepte.
- Eine berufsfeldspezifische professionelle Haltung. Diese umfasst auch therapeutische Selbsterfahrung in der Natur, Selbstreflexivität sowie Resonanzfähigkeit.
- Prozessgestaltung und -begleitung von Einzelpersonen und Gruppen in einer therapeutischen Beziehung inklusive des therapeutischen Milieus. Diese umfassen auch Kenntnisse, Fertigkeiten und Kompetenzen zur interdisziplinären Zusammenarbeit und Kooperation, zum Risiko- und Sicherheitsmanagement sowie zu rechtlichen Themen.
- Die erforderlichen technischen, fachsportlichen, natur- und erlebnispädagogischen Qualifikationen zur sicheren Anleitung und Prozessbegleitung der Klient*innen.

Erlebnistherapeut:innen verfügen über Stabilität, Stressresilienz, professionelle Reflexionskompetenz, Berufs- und Lebenserfahrung, sowie ein Mindestalter von 25 Jahren.

Systemische Erlebnistherapie nach Annette Arla'ma Bergmann

Systemische Erlebnistherapie ist eine handlungsorientierte Form der Therapie und Beratung, bei der Menschen in unterschiedlichen Naturräumen und mit Hilfe der dortigen Kräfte durch Erlebnisangebote begleitet werden und Selbstheilungsprozesse unterstützt werden. Sie verfolgt einen ressourcen- und lösungsorientierten Ansatz.
Die Naturtherapie ist nach Annette Arla'ma Bergmann nicht losgelöst zu betrachten, genauso der systemische Ansatz, in dem die Erlebnistherapie wirkt. Die Naturräume können Heilräume sein, die die Erlebnistherapeuten und Erlebnistherapeutinnen zur Unterstützung und Heilung für die Anliegen der Klienten und Klientinnen gemeinsam mit ihnen aufsuchen. Die Natur ist die wirkliche Therapeutin. Der Erlebnistherapeut / die Erlebnistherapeutin versteht sich, mit ihr zu verbinden und Menschen in der angemessenen Dosis zu begleiten, damit der Klient oder die Klientin nicht über- oder unterfordert ist. Das Methodenrepertoire der Erlebnistherapie unterstützt Klienten dabei, in ihre volle Kraft zu kommen, ihren Seelenplan zu erkennen und diesen auszuleben. Blockaden und Hindernisse können angeschaut, bewusst gemacht und aufgelöst werden.

Das Ziel von Systemischen Erlebnistherapeuten und -therapeutinnen ist es, Menschen in ihren Prozessen zu unterstützen, sofern diese den Auftrag dazu gegeben haben. Nach einer ausführlichen Anamnese und einem Vorgespräch werden die Ziele gemeinsam abgesteckt. Systemische Erlebnistherapeuten und -therapeutinnen arbeiten auch mit psychisch erkrankten Menschen, die eine Störung und eine Diagnose haben.
Das Besondere in der Systemischen Erlebnistherapie ist das passgenaue, exakt auf die Klienten / Klientinnen zugeschnittene Setting, das diese erhalten, damit sie sich in ihrer Komfortzone befinden können und eine vertrauensvolle Atmosphäre aufgebaut werden kann. Idealerweise arbeiten Systemische Erlebnistherapeuten und -therapeutinnen in einem multiprofessionellen Team, schulmedizinische und alternative Heilmethoden können sich mit der Erlebnistherapie verbinden. Das Arbeitsklima ist auf Augenhöhe und bestenfalls mit männlichen und weiblichen Therapeuten ausgestattet.
Ob bei einem klärenden Austausch unter freiem Himmel, beim Wandern oder bei einem intensiven Gespräch am Lagerfeuer – die Systemischen Erlebnistherapeuten und -therapeutinnen bauen Brücken und stellen die Verbindung zwischen Mensch und Natur her. Ein solcher Ansatz stärkt Klienten und Klientinnen, traut und mutet ihnen Handlungsmacht zu, verleiht ihnen ein Gefühl der Selbstwirksamkeit und unterstützt aktiv die Selbstheilungskräfte, die zu einer individuellen Lösungsfindung und Heilung beitragen.
Auch die Naturorte verändern sich. Die Absicht eines Systemischen Erlebnistherapeuten und Erlebnistherapeutinnen in der Natur ist es, einen Ort schöner zu hinterlassen als er vorgefunden wurde, ein echter Dank ist für sie selbstverständlich, wenn sie einen Naturraum verlassen. Dies sind sehr oft die entscheidenden Schlüssel, mit denen sich heilsame Räume öffnen und wieder schließen.

Einfacher ausgedrückt: Systemische Erlebnistherapeuten und -therapeutinnen sind qualifizierte „Hüter" der Elemente, die achtsam und mit viel Herzgefühl dazu beitragen, dass die Elemente ihre volle Wirkkraft und ihr ganzes Potenzial entfalten können. Ihnen ist bewusst, dass sie eine Verantwortung für die Klienten und den Naturraum tragen; sie handeln somit auf allen Eben professionell.

Zielgruppen

Jeder Mensch kann von der Systemischen Erlebnistherapie profitieren – egal ob ein in Obhut genommenes, traumatisiertes Kind, ein gestresster Manager, ein Mensch in Phasen der Krise oder bei größeren Umbrüchen. Erfahrungsgemäß sind es Familien, Paare, Einzelpersonen oder gleichgeschlechtliche Gruppen aus allen Bildungsschichten, die zu den Hauptzielgruppen gehören. Gerade ausländische Menschen wie z.B. Flüchtlinge können besonders stark von der Systemischen Erlebnistherapie profitierten, da die Methoden wenig Sprache benötigen und keine Übersetzungsschwierigkeiten den Prozess erschweren.
Weniger geeignet ist die Systemische Erlebnistherapie für akut Suchtkranke und psychotisch stark erkrankte Menschen. Beispielsweise kann eine Panikattacke in einem steilen, ausgesetzten Gelände eher kontraindikativ wirken. Ein stark plätschernder Wasserfall kann bei einem schon gereizten, traumatisierten Menschen mit Flashbacks erhebliche Unruhe und Aggression auslösen.
Aus diesem Grund möchten wir unsere negativen Erfahrungen ebenfalls teilen, da wir auf diesem Feld noch forschen und über erlebte Erfahrungen, die wir untereinander austauschen, profitieren können.

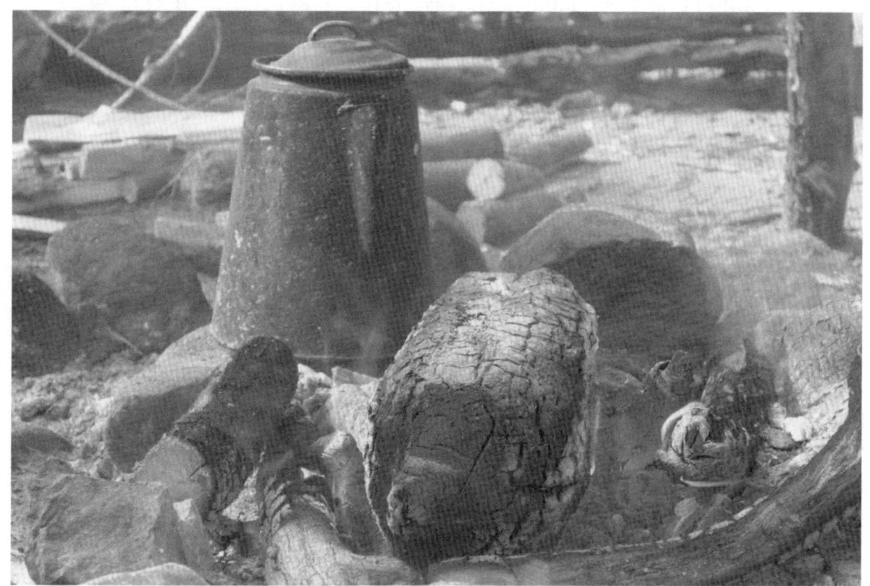

Lagerfeuer

Gruppengröße und Betreuerschlüssel

In Settings der Systemischen Erlebnistherapie werden meistens ab zwei teilnehmenden Personen **mit** zwei Fachkräften begleitet, optimal ist noch eine weitere Person, die sich vor allem um Back-Up und Logistik kümmert. Ideal ist die Kombination aus einer weiblichen und einer männlichen Fachkraft, wobei das auch individuell variieren kann.
Aus gruppendynamischer Sicht ist die Größe einer Gruppe für eine erlebnistherapeutische Intervention mit maximal 5–8 teilnehmenden Personen zu empfehlen. Es ist aber auch mit größeren Gruppen möglich, erlebnistherapeutische Sequenzen zu erleben. Hierbei sollte dann die Zahl der Begleiter und Begleiterinnen entsprechend angepasst werden.
Es ist jedoch auch immer eine individuelle Betrachtung nötig. So kann es sein, dass in dem einen Fall – z.B. für eine erlebnistherapeutische Mutter-Kind-Einheit – ein Betreuersetting mit drei Therapeuten, einem Back-Up und einem Hund genau richtig ist, weil es die Stabilität bietet, bei der die psychisch erkrankte Person sich sicher und stabilisiert fühlt und sich so für die erlebnistherapeutische Einheit öffnen kann. In einem anderen Setting ist es eine einzeltherapeutische Einheit, die Sicherheit und Stabilität bietet, da die belastete Person gerade zu diesem einen Systemischen Erlebnistherapeuten oder der Erlebnistherapeutin ein Vertrauensverhältnis aufgebaut hat. Hier würden weitere Personen eher verunsichern. Oft sind es bindungsgestörte Kinder, bei denen eine Person, die sie aushält und ein Naturraum wie ein Wald, der konstant bleibt, genau die nährende, beruhigende und heilsam wirkende Energie ausstrahlen, durch die eine wichtige Phase im Leben dieser Kinder nachgenährt werden kann. Da können triangulierende Betreuer-Settings mit einem Tier evtl. noch unterstützend wirken, allerdings auch schon überfordernd und kontraindiziert sein.

Triangulierung beschreibt in der Psychoanalyse das Hinzutreten eines Dritten zu einer Zweierbeziehung. Nach neuen Konzeptualisierungen *(D. Bürgin, M. Rotmann, K. v. Klitzing)*, die als Ergebnis aus Beobachtungsstudien hervorgehen, wird der Vater als gleichwertig neben der Mutter gesehen und die Triade als eine Urform menschlicher Beziehungsmuster. *(vgl. https://de.wikipedia.org/wiki/Triangulierung_(Psychoanalyse))*.

Handlungsschema nach Astrid Habiba Kreszmeier

Die Menschen erleben vier zentrale therapeutische Bewegungen. Psychotherapie hilft nicht nur bei akuten oder chronischen Leiden, sondern ist oft auch ein Raum der Selbstschulung, der Inspiration und Prävention.

1) Der Prozess des **Ziehen-Lassens**, des Verabschiedens, der Loslösung: Wenn das, was nicht zu uns gehört, gehen darf, entstehen neue Ich-Kräfte, bilden sich starke, flexible Grenzen. (loslassen)

2) Der Prozess der **Einverleibung**: Verdrängtes, nicht Gesehenes wird wieder hinzugenommen, um leidvolle Wiederholungen zu unterbrechen. (integrieren)
3) Der Prozess der **Anbindung**: Verbindung der Dimensionen des Körpers, Psyche, Seele. (Verankerungen des Identitätspunktes in einer Dimension auflösen). Menschen, deren Identitätspunkt über lange Zeit in einem Raum fixiert ist, können Zerrissenheit, Austrocknen oder Ausbrennen erleben. Hier ist als dritte Bewegung die Wieder-Anbindung oder auch die Integration der Lebensebenen angezeigt. Der Prozess der Wahrnehmung wird als zentraler Schlüssel für Wandel angesehen. Von welchem Ort aus blicke ich auf die Welt? Womit identifiziere ich mich selbstverständlich? Welcher Raum, welche Perspektiven lenken mein Wahrnehmen, Denken, Spüren und Handeln? (Anbinden)
4) Der Prozess der **Einmittung**: Dazu gehören Momente der Durchlässigkeit und Hingabe-Momente, der Glücks „Flow". (Zentrieren)

Vgl. Grote & Kreszmeier, 2008, S. 5f / Kreszmeier, 2008, S. 74. Die Wahrnehmung dieser Prozessverläufe ist richtungweisend für die Bildung von Hypothesen und die Wahl des Naturraums bei Begleitungsprozessen, sowie der ergänzenden methodischen Mittel.

Gruppenprozesse und Systemische Erlebnistherapie

Die treibende Kraft einer gelingenden Entwicklung ist Gruppendynamik. Diese lässt sich nach Bruce Wayne Tuckman in vier Phasen aufgliedern: **Forming, Storming, Norming** und **Performing**.

Fünf Leitlinien

1. Keine der vier Phasen lässt sich vermeiden.
2. Ein „Überspringen" einer Phase bedeutet, dass diese später nachgeholt wird.
3. Gruppenentwicklung lässt sich unterstützen, aber nicht erzwingen.
4. Nach jeder größeren Gruppenerschütterung werden die Phasen erneut durchlaufen.
5. Gruppenentwicklung passiert nicht von alleine, sie braucht Zeit, Geduld und Bemühen.

Norming:

Die Gruppe trifft Vereinbarungen (Organisation von Normen und Verbindlichkeiten). Die Struktur ist dadurch charakterisiert, dass Normen entwickelt werden, die u.a. den Umgang miteinander und die Vorgehensweise bei der Arbeit betreffen. Die Gruppe entwickelt ein Wir-Gefühl, Verantwortung für sich und für andere. Das Klima ist durch Verbindlichkeiten und Offenheit geprägt.

Storming:
In der Gruppe entsteht Konkurrenz und Machtkampf (Positionssuche).Die Gruppenstruktur ist charakterisiert durch Konkurrenz und Machtkampf. Es geht um Beziehungsklärung und Positionssuche. Die Teammitglieder kommen mehr aus sich heraus und äußern ihre Bedürfnisse. Das Klima ist durch Konfrontation charakterisiert. Konflikte werden angesprochen. Lösungen werden gemeinsam gesucht.

Forming:
Die Gruppe bildet sich (Annäherung und Kontakt). Die Gruppenstruktur ist charakterisiert durch langsame Annäherung und Kontakt. Die Mitglieder legen Wert auf Sicherheit und sind offen für Beziehungen. Das Klima ist gekennzeichnet durch Vorsicht und Freundlichkeit. Die Gruppenmitglieder machen sich untereinander mit den Fähigkeiten bekannt, beobachten Interaktionsprozesse und stimmen das weitere Vorgehen ab.

Performing:
Gemeinsame Leistung, Verantwortung & Solidarität (Realisierung). Die Gruppenstruktur ist charakterisiert durch Kooperation und Identifikation mit der Gruppe. Die Mitglieder erleben durch den Einsatz ihrer Fähigkeiten ihre Nützlichkeiten für die Gruppe und das Erreichen der Ziele. Das Klima ist durch konzentrierte Aktivität, gegenseitige Verantwortung und Solidarität geprägt. Akzeptanz, Vertrauen untereinander, ein hohes Maß an Gruppenzugehörigkeit und offene Kommunikation ermöglichen den Blick auf den gemeinsamen Erfolg.

In der Begleitung eines gelingenden erlebnistherapeutischen Settings braucht es die Möglichkeit, alle Phasen zu durchlaufen. Besonders gut und stabil kann die Norming-Phase für Systemische Erlebnistherapie sein.

Aus meiner Erfahrung sind gleichzeitig beginnende Settings besonders wichtig. Das Team sollte bestenfalls vor einer beginnenden systemisch erlebnistherapeutischen Veranstaltung die Norming-Phase erreicht haben und den Teilnehmenden genügend Zeit und Raum anbieten, damit sie sich gemeinsam in dieser Phase entwickeln können. Somit sind diese äußeren Rahmenbedingungen wie Anfangs- und Endzeiten, An- und Abreise sowie Teamabsprachen ganz besonders wichtig. Je achtsamer wir in der Leitung einer Veranstaltung an diesen Punkten sind, sich also der äußere Rahmen tragend bilden kann, desto mehr gibt dieser die nötige Sicherheit, sich auf innere Prozesse einzulassen oder nicht.
Gruppen sind ständig im Begriff sich zu entwickeln, so wie auch die Menschen sich entwickeln *(Stahl, 2012)*.

Ressourcenorientierung

Entwickelt und angewendet habe ich viele Methoden der Systemischen Erlebnistherapie in der Arbeit mit belasteten und einsatzgeschädigten Soldaten und ihren Angehörigen.
Ich bin sehr dankbar, dass sich z.B. viele Soldaten mit ihrer PTBS-Problematik vertrauensvoll und Feedback gebend auf diese Methoden eingelassen haben. Ein paar Erkenntnisse möchte ich hier teilen, um die Ressourcenorientierung zu erläutern.

Systemische Erlebnispädagogik bewegt sich in einer Pendelbewegung zwischen Komfortbereich und Risikozone *(Zuffellato & Kreszmeier, 2007, S. 81).* Zur Förderung von Lernerfahrungen werden Menschen aus ihren Komfortzonen in Lernzonen begleitet. In der Panikzone ist Lernen nicht möglich.

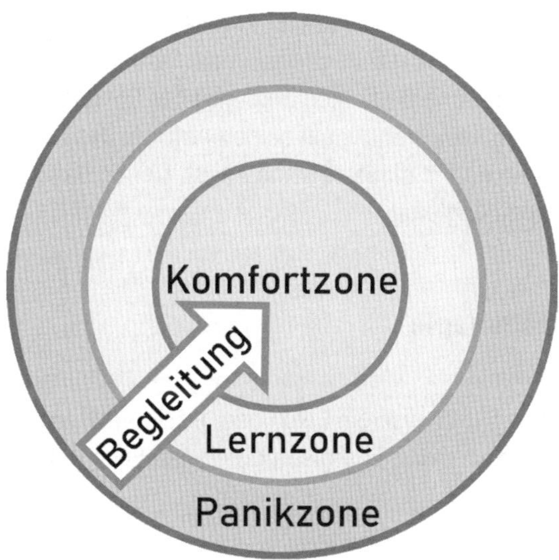

Abb. 1: Stabilisieren in der systemischen Erlebnistherapie

Ich erlebe in der Arbeit mir traumatisierten Menschen die angeleitete Bewegung oft umgekehrt. Diese befinden sich schnell in der Panikzone und müssen von dort aus in die Lern- und Komfortzone begleitet und dort stabilisiert werden. In Panik reagieren traumatisierte Menschen mit Übererregung (Panik) oder gehen in Untererregung (Dissoziation).
Ein Beispiel hierzu: Wenn traumatisierte Soldaten negative Erlebnisse mit Feuer verbinden, das dann als Trigger wirkt und Flashbacks auslöst – wie soll Feuer dann auf sie beruhigend wirken können? Schließlich wollen unangenehme Gefühle wie Ängste in der Regel vermieden werden. Soldaten gehen Erlebnissen aus dem Weg, die sie an Einsätze erinnern, z.B. dem zerstörenden Feuer. Oft vermeiden sie auch andere Naturerlebnisse. Allerdings haben Soldaten während ihrer Ausbildung gerade in der Natur sehr viele Ressourcen erworben. Ressourcen, die sie in extremen Situationen handlungsfähig machen.

An dieser Ressourcenlage setzt die Systemische Natur- und Erlebnistherapie an. Sie fokussiert auf diese grundlegenden Ressourcen und macht bewusst und erlebbar, welche stabilisierenden Ressourcen und Resilienzen trotz Belastung und Störung im Menschen vorhanden sind.

In der Arbeit mit PTBS-belasteten Soldaten fokussieren wir uns auf die meist vor den traumatischen Erlebnissen erworbenen positiven Erlebnisse in und mit der Natur, holen diese zurück ins Bewusstsein und gestalten weitere, positive Erlebnisse in diesem Zusammenhang. So bekommen die Menschen wieder Zugang zu ihren verschüttet geglaubten Ressourcen.

Zum Beispiel bekam ein junger Mann beim Entfachen eines Feuers am Rhein wieder Zugang zu seinen ihm nicht mehr bewussten Ressourcen. Zusätzlich konnte er das entstandene Feuer aktiv kontrollieren, bändigen und am Leben halten. Er konnte es regulieren. Eingesetzt als externalisierte Übung bekam er das Gefühl, seiner eigenen Überflutung wieder Herr zu werden, sich selbst wieder kontrollieren, seine Gedanken begrenzen zu können. Er fand ins Hier und Jetzt zurück. Die Fokussierung seines Blicks auf seinen Auftrag, das Feuer zu hüten, holte ihn in einem vertrauten Metier ab und minimierte seine Angst. Der Soldat wurde so aus der Panikzone bis in seine Komfortzone begleitet.

Axiome Systemischer Erlebnistherapie

- Alles ist mit allem verbunden.
  Wir beeinflussen mit unserer Haltung und unserem Feld unser Umfeld und umgekehrt. Wir hinterlassen durch unser Wirken an Orten Energie und nehmen Energie von dem Ort mit.
- Energie folgt der Aufmerksamkeit.
  Achte auf Deine Gedanken, Worte und Deine Energie. Im Resonanzprinzip ziehen wir das an, was wir ausstrahlen. Damit ist auch die Verantwortung nicht getätigter Handlungen und Worte und ihre Wirkung mit einbegriffen.
- Heilung geschieht in der Stille.
  Schlaf, einfaches Sein und Ebenen, bei denen Gedanken und Funktionen des Körpers pausieren.
- Was Du rufst, das kommt auch.
  In der Natur geschieht dies oft direkt, klar und ohne „Weichmacher".
- Nehmen und Geben gehört im nachhaltigen Sein zusammen.
  Hinterlasse den Platz schöner als Du ihn vorgefunden hast, auch für die nächsten Generationen. Im Sinne von Geben und Nehmen haben wir nicht nur eine Erwartungs-

haltung, sondern geben dem Naturplatz auch etwas zurück. (Es kann ein gedankliches „Danke" sein, etwas Horn der Haare oder ein Lied, das wir singen.) Bevor wir einen Platz oder Raum betreten, fragen wir um Erlaubnis und warten auch die Antwort ab. (Würde hier eine Störung im Außen auftauchen, würden wir diesen Platz / den Raum nicht einnehmen.)

- Sicherheit ist wichtig
  Sicherheit ist sehr wichtig und geht vor. Es gibt Situationen (Wetterumbrüche, Verletzungen, Gefahrenstellen abseits der Wege), auf die zu achten sind und bei denen wir auch die Intervention abbrechen sollten.
  Allerdings haben wir die Erfahrung gemacht: wenn wir eine herzoffene Haltung haben und die Natur betreten und sie um Unterstützung bitten, wenn die Ereignisse in einem heilsamen Kreislauf eingebunden sind, dann entstehen Wunder an Stellen, die wir im Vorfeld nicht planen können. Eine lösungsorientierende Haltung, Vertrauen und das Eingebundensein sind ausschlaggebend.

- Wir gestalten Zukunft im Hier und Jetzt
  Wir sprechen bewusst, mit unseren Gedanken und Worten schöpfen wir Zukunft. Die Sprache ist eher im Umfang gering und gut überlegt. Bei Auftragsformulierungen, Bitten und Gebeten achten wir auf positive Formulierungen, wir bleiben präzise und sprechen und denken in der Gegenwart und in der positiven Erfüllung. (positiv, präsent, präzise)

- Achte die Struktur und den Ablauf des Tages
  Struktur vermittelt Sicherheit. Diese ist die Grundvoraussetzung eines Aufbruchs in die erlebnistherapeutische Arbeit. Innerhalb der Struktur ist es wichtig, möglichst flexibel zu sein, um aus dem „Hier & Jetzt" zu handeln. Wichtig sind deswegen freie Zeiten im gesamten Prozessverlauf. Es ist wichtig, sich dem aktuellen Tempo der Klienten und Klientinnen jederzeit anzupassen. Es hat sich bewährt, den Tag mit Morgen- und Abendimpulsen und Gesprächen zu beginnen und zu beenden. Auch hier wird der Fokus auf die individuelle Gestaltung der Struktur und des Ablaufs gesetzt.

In der Systemischen Erlebnistherapie nähern wir uns der Natur in einer ganz besonderen Haltung. Wir fragen, wenn wir einen Naturraum betreten. Wir haben die Haltung von „Geben und Nehmen". Wir haben eine besondere Bewusstseinsebene. Manche nennen es Meditationsebene, Trance. Wir sind dösend, in einem entspannten Zustand, im natürlichen Energiefluss. Albert Einstein, nennt dies „Energiefluss des Universums". Ich beschreibe es so: wir sind in einer Haltung, als wenn wir nach langer Zeit einen sehr guten Freund besuchen. Dort bringen wir ja auch ein Geschenk mit und bereiten uns in Vorfreude vor. Wir können immer uns mitbringen, bewusst unser Herz öffnen und unsere Verbindung anbieten.

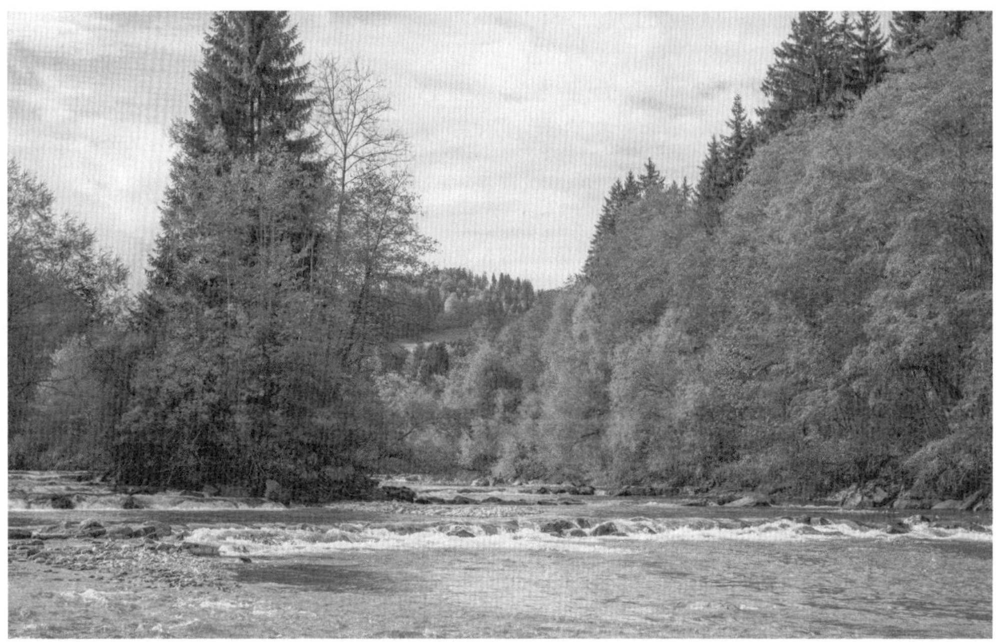

EINS werden in der Verbindung: Geburt der Iller, Oberstdorf

Wir begegnen der Natur ohne Ziel und Druck und bewegen uns im Strom der Schöpfung, in ihrem Rhythmus. Wir erinnern uns, dass wir auch Natur sind und stellen uns mit der materiellen Welt auch auf die unsichtbare Welt, die Seelenwelt, ein.
So erleben wir in dieser Fülle von Naturphänomenen die Befriedigung einer unbewussten Sehnsucht, Verbundenheit und Wachstum!

„Lebe Deine Träume und Du kannst Deine Sehnsucht stillen."

(Arla'ma)

Mehrdimensionales Menschenbild

Der Mensch bildet eine Ganzheit. Die Art, wie wir Ziele formulieren, welche Werte und Normen, aber auch welche Didaktik und Methodik wir in der Arbeit mit Menschen verfolgen, hängt von unserem Menschenbild ab. Seit Platon gilt die Vorstellung vom Menschen als eine Trichotomie (Dreiteilung) von Leib, Seele und Geist als Standard. Pestalozzi hat in der (Erlebnis-) Pädagogik den Menschen in Kopf, Herz und Hand gegliedert, hier wurde das Handeln als wichtige Dimension mit integriert.

Schilling entwickelte das Menschenbild in 6 Dimensionen, das besonders für die soziale Arbeit interessant ist. Er hat empirisch folgende sechs Dimensionen des Menschen erkannt:

Der Mensch hat einen **Körper** (biologisch-vitale Dimension)
Der Mensch hat ein **Gefühl** (emotional-affektive Dimension/ Psyche)
Der Mensch hat den **Verstand** (kognitiv-rationale Dimension)
Der Mensch hat ein **Wertesystem** (ethisch-wertende Dimension)
Der Mensch handelt, ist aktiv, teilt sich über **Handeln** mit (Psychomotorische Dimension)
Der Mensch lebt in Gemeinschaft, in **Interaktion und Kommunikation** (Sozial-kommunikative oder psychosoziale Dimension)

Empirisch fasst Schilling sechs Richtungen zusammen:
Verstand: Der Rationalismus (Descartes, Kant, Hegel u.a.) kommt zu dem Ergebnis, dass sich der Mensch besonders durch seinen Verstand auszeichnet.
Gefühl: Vor allem die Erkenntnisse der Tiefenpsychologie belegen, dass der Mensch ein fühlendes Wesen ist.
Körper: Die naturalistischen bzw. biologischen Wissenschaften (Darwinismus, Materialismus) erklären das Wesen des Menschen von der Materie, vom Kosmos, vom Tier her.
Gemeinschaft: Nach Auflassung der Soziologie ist der Mensch ein soziales Wesen. Nur durch die Gemeinschaft ist er lebensfähig und kann sich als Mensch entwickeln.
Ethik: Nach Auffassung der Theologie ist der Mensch nur durch seinen Bezug zu Gott definiert. Er ist ein Geschöpf Gottes und auf ihn ausgerichtet. Aus den zehn Geboten leiten sich alle Moralvorstellungen ab.
Handlung: Vor allem Gehlen vertritt die Auffassung, dass der Mensch ein handelndes Wesen ist, das sich selbst durch Handlung in der Welt und mit den Mitmenschen erfährt.

Vgl. Schilling, 1995, S. 188

Das 4-dimensionale Menschenbild in unserer Arbeit

Ich finde es wichtig, dass man nicht ein einzelnes Menschenbild als dogmatisch betrachtet. An Schillings Menschenbild begrüße ich, dass es sich bei seiner Vorstellung um ein offenes System handelt, d.h. jeder Person steht es frei, zu den sechs Dimensionen weitere, für ihn persönlich bedeutsame Dimensionen hinzuzufügen.

In der Systemischen Erlebnistherapie orientieren wir uns an einem ganzheitlichen Menschenbild, das sich aus mindestens vier Dimensionen zusammensetzt, die gleichberechtigt nebeneinander stehen und sich wechselseitig bedingen. Von diesen kann jeder sagen: Das trifft auf mich (mehr oder weniger) zu. Die Zahl vier ist mir dabei wichtig. Für die indigenen Völker ist sie sogar heilig. Es gibt so viel Großes, das über seine vier Teile ein Ganzes ergibt: Die vier Winde, die uns das Wetter bringen. Die vier Zeiten, mit denen wir uns im ewigen Wandel der

Jahre orientieren und die vier Zeiten, die unsere Lebenszeit markieren. Alle münden sie in den Kreis von Geburt und Tod, von Entstehen und Vergehen. Ein Medizinmann der Lakota sagte „Alles was ist, ist in jenem Medizinkreis mit den vier Elementen enthalten" *(Buffalo in Monika Herz, 2014, S. 20).*

Oft gestalten wir das mehrdimensionale Menschenbild in den Ausbildungen im Naturraum mit Naturgegenständen mit den Teilnehmenden. Was ich feststellen konnte ist, dass keins dem anderen gleicht. Es kommt immer wieder ein interessanter Aspekt dazu und es formt sich immer anders. Ich bin dankbar für diese vielen individuellen Menschenbilder. Das drückt noch einmal die Freiheit von einer ganzheitlichen Betrachtungsweise aus.

Für die Systemischen Erlebnistherapeuten und Erlebnistherapeutinnen wird über die Handlung die Verbindung zur Seele und zur Gefühlswelt des Menschen, aber auch zu der Seelenwelt der Tiere und der Pflanzen hergestellt. Denn alles ist beseelt und über diese Dimension ist Verbindung insbesondere für unsere Ziele sehr wichtig.
Wir sprechen auch über den „geistlichen, göttlichen Funken", der uns mit einer größeren Quelle verbindet, einer impliziten Ordnung, einer Schöpferkraft, etwas Göttlichem. Einer Kraft in unserem Herzen, die Kraft der Liebe, der Wahrhaftigkeit, die uns alle zu „göttlichen Schöpfern" macht. Das ist die geistige Dimension.
Die körperliche Dimension verbindet uns sinnlich mit der Welt, wacht über die biologischen Vitalfunktionen und steuert unsere Bedürfnisse wie Durst, Hunger, Schlaf, Sex. Sie repräsentiert das sensomotorische und physische Selbst.
Die mentale Dimension verbindet uns sprachlich, logisch und wacht über die Funktionen von Kommunikation und Organisation. Sie präsentiert das kognitive Selbst.

Daraus ergeben sich für die Systemische Erlebnistherapie folgende 4 Dimensionen des Menschen, die wir betrachten:

- Körperliche Dimension
- Seelische Dimension
- Geistige Dimension
- Mentale Dimension

Der Mensch handelt in seinem sozialen Umfeld. Er drückt sich über seine Handlungen aus, die das Ergebnis von inneren Prozessen sind. Das Handeln hat wiederum einen sozialen Bezug. Der Impuls zum Handeln kommt aus der Umwelt, entsteht aus Interaktion und Kommunikation und endet in Interaktion und Kommunikation.
Die Verarbeitung der inneren Abläufe ist für die Systemische Erlebnistherapie besonders relevant. Blockaden oder Bedürfnisse auf der seelischen Ebene oder im Kontakt zur impliziten Ordnung werden begleitet, freigelegt, losgelassen, integriert, angebunden und eingemittet.

Im Wechselspiel dieser Dimensionen kann eine Aufteilung in die vier Dimensionen unterstützend dazu beitragen, die individuellen Themen aufzuarbeiten und zu heilen.
Heilung bedeutet in diesem Zusammenhang das Erreichen eines harmonischen Gleichgewichts zwischen den Dimensionen. Wir nennen das „Entfaltung der Persönlichkeit".
Zieht eine Ebene die Hauptaufmerksamkeit und somit den gesamten Lebenspuls an sich, dann ist dies auf Dauer schädlich *(Kreszmeier, 2008, S. 21)*.

Unser Ziel ist es, den Menschen über die Natur und spezielle Erlebnisangebote in den Selbstheilungskräften zu unterstützen. Dazu gehört unter anderem, sich über gestörte Abläufe bewusst zu werden, Lösungen zu entwickeln und die nötigen Schritte im Sinne der Heilung bewusst zu gehen und Wandlung und Transformation möglich zu machen. Dabei ist es wichtig, dass diese Lösungen auch erlebbar und bewusst gemacht werden. Anschließend werden diese über Handlungshilfen in die persönliche Lebenswelt integriert. Lösungen sind im Äther schon vorhanden, sie sind noch nicht sichtbar – „da wo ein Wille ist, ist auch ein Weg."

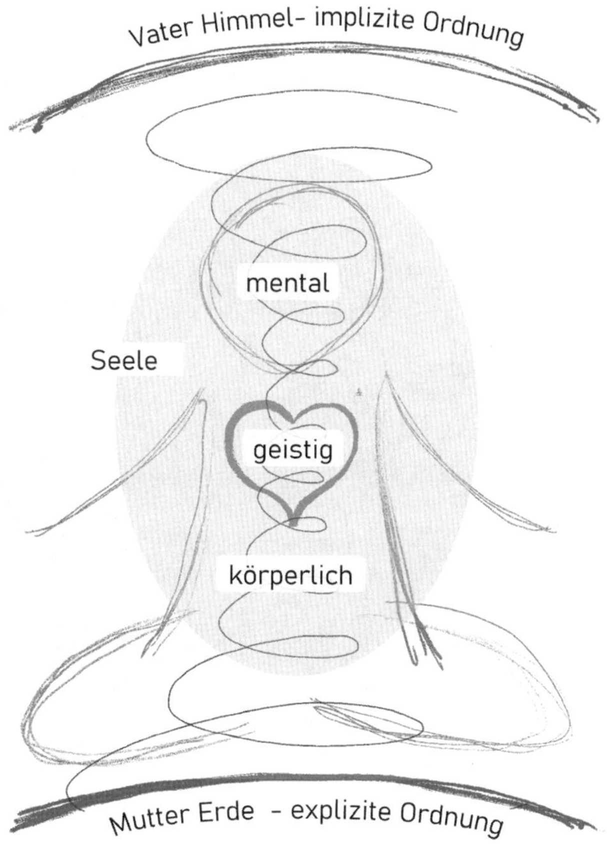

Abb. 2: Ganzheitliches EingebundenSEIN

Modell-Erklärung:
Jeder Mensch hat Zugang zur universellen Lebensenergie, der impliziten Ordnung. Jedem Menschen fließt diese Lebensenergie in reichem Maße zu.
Wenn diese Energie nicht „durchkommt" liegt es daran, dass der Mensch sein Herz nicht dafür öffnet (oder öffnen kann). Durch Sperrungen ist der Energiezufluss blockiert. Das Seelenfeld (oder die Aura) ist eingeengt. Der Mensch wird auf Dauer krank.
In der Begleitung von Menschen in der Systemischen Erlebnistherapie lenken wir unser Bewusstsein gezielt auf den zu begleitenden Menschen und seine umgebende Natur- der explizierten Ordnung. Dabei ist es wichtig gut geerdet zu sein.
Ist diese Energie stark genug, um mögliche Blockaden zu durchbrechen und nimmt der Mensch diese Energie an, kann seine eigene Lebensenergie wieder fließen. In dieser Anbindung kann Heilung geschehen.
Ich vergleiche meine Haltung in der Begleitung von Menschen mit einem Anblick eines Sonnenaufgangs. In der freudvollen weit herzgeöffneten Haltung, in der ich den Sonnenaufgang erwarte, schaue ich auch auf den Menschen. Diese bezeichne ich als „Heilhaltung".

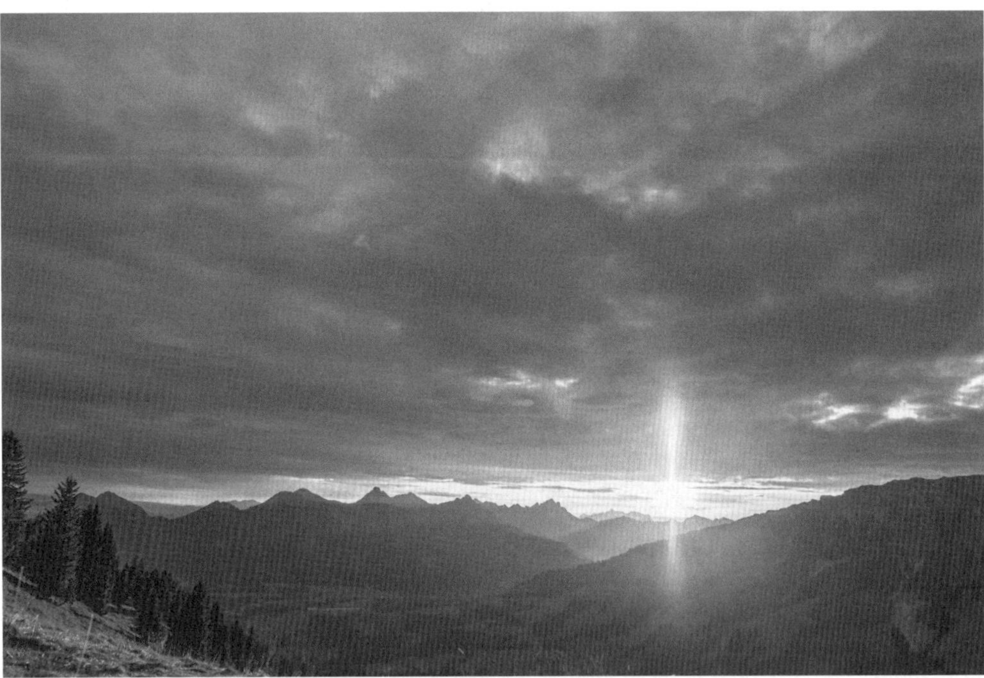

Sonnenaufgang in Oberjoch im Allgäu mit Blick auf die Zugspitze

Die Anbindung an die Natur und die Kräfte der einzelnen natürlichen Elemente können aktiv dazu beitragen, dass der Mensch wieder in sein Gleichgewicht gerät. Durch Erlebnisse im Naturraum erfahren wir unsere Verbundenheit mit der universellen, impliziten Ordnung. Wir erleben uns als Schöpferwesen, die in der großen Schöpfung eingebettet sind.

Umgeben von dieser liebevollen, göttlichen Energie, gestärkt durch die elementaren Kräfte der Natur und durch das Resonanz-Prinzip werden positive Ergebnisse eingeladen und Lösungsmöglichkeiten sichtbar.

So wie ein Baum die himmlische Sonnenenergie mit seinen Blättern aufnimmt und gleichzeitig die Erdenergie mit seinen Wurzeln „tankt", so können auch wir in unserem Herzen diese beiden kraftvollen Energien vereinen und in unsere Aura ausstrahlen lassen.
Die handlungsorientierte Systemische Erlebnistherapie ermöglicht es, dass durch gezielte Aktionen alle Dimensionen erreicht werden, denn diese sind eng miteinander verbunden und wirken aufeinander ein: Körper, Emotion, Geist und Verstand sind gleichermaßen am Heilungsprozess beteiligt, denn ein Impuls des Herzens wirkt sich auf das Fühlen aus, das sich wiederum in bewussten Gedanken und Handlungen ausdrückt.

Dabei arbeiten wir intensiv mit den vier Elementen Erde, Feuer, Wasser, Luft sowie der Kraft des Naturraumes. Der Hauptcharakter der Elemente kann mit den menschlichen Dimensionen verglichen werden:

Erde – Körper (Körper-Bewusstsein)
Feuer – Geist /Herz (erwachendes, spirituelles Bewusstsein)
Wasser – Seele /Gefühle/Aura (emotionales Bewusstsein)
Luft – Verstand /Mentales/ Gedanken (analytisches, intellektuelles Bewusstsein)
Äther – Verbindung dazwischen – die bedingungslose Liebe – Licht

Wir verstehen uns dabei als Vermittler zwischen der Natur (der eigentlichen „Therapeutin") und dem Menschen. Wir geben der Natur in Wertschätzung und Dankbarkeit Raum, um ihre starken, heilsamen Wirkkräfte zu entfalten und diese für unsere Klienten und Klientinnen zu nutzen. „Mutter Natur" wird dabei stets geschützt, geehrt und als Lehrerin und Heilerin wertgeschätzt.
Die gemeinsamen, elementaren Erlebnisse und Begegnungen in der Natur sind Heilprozesse, die über jede der 4 Dimensionen wirken können, da diese sich gegenseitig beeinflussen und bedingen. Erlebnisse können z.B. über eine Handlung des Körpers, aber auch über einen mentalen Denkprozess, über ein Berühren der Emotionen oder durch einen schöpferischen Akt des Geistes oder Herzens wirken. Hier findet eine ganzheitliche Heilung statt, ein Prozess, der intensiv und nachhaltig wirkt.

Zusammenfassung

In der Systemischen Erlebnistherapie begegnen wir allem mit Wertschätzung und Aufrichtigkeit. Ehrlichkeit, Vertrauen und Offenheit sind Grundlagen unserer Arbeit.
Die Natur ist unser Partner, Heilraum und Lernfeld. Bei unserer Tätigkeit in und mit der Natur achten wir auf ein ökologisch unterstützendes Verhalten, auf den Schutz der Natur und tragen mit speziellen Aktionen aktiv zur Förderung der Ökosysteme bei.
Die Qualität der Begegnung, die kommunizierten Werte und der Austausch mit unseren Kunden, dem Team und den Kooperationspartnern erachten wir als wertvolle Grundlage.
Wachstum und Verbundenheit sind die Grundwerte des Menschen, die wir stets im Auge behalten.
Im Rahmen der Systemischen Erlebnistherapie halten wir den Raum in dieser Anbindung, unterstützen ihn mit unserer Energie und bieten im opportunen (passenden) Moment Interventionen an.

Wir unterstützen eine achtsame und respektvolle Haltung gegenüber der Natur und dem Leben, indem wir spirituelle Gesetze von Geben und Nehmen lehren, Aufmerksamkeit schulen, Plätze energetisch betrachten und diese aktiv mit positiver Energie aufladen Wir verstehen uns als Hüter der Natur(plätze) und tragen die Verantwortung für die Orte in der Natur, die wir besuchen. Feuerstellen, Lagerplätze etc. sind „Bühnen für die szenische Arbeit", auf denen besondere Momente entstehen können. Nachhaltigkeit und Innovation sind für uns selbstverständlich.

Wir agieren und entscheiden stets aus der Liebe und nicht aus Angst heraus, ohne dabei jedoch leichtsinnig oder fahrlässig zu sein.

Wir lenken den Energiefluss. Es ist immer beides da: Wenn Probleme da sind, gibt es auch Lösungen, wenn Krankheit da ist, gibt es auch Gesundheit, wo Licht ist, ist auch Schatten. Tag und Nacht, Ebbe und Flut, alle diese scheinbaren Gegensätze sind untrennbar miteinander verbunden. Wenn Fragen da sind, gibt es Antworten. Wir orientieren uns an den Ressourcen anstatt den Störungen. Einige Beispiele hierzu finden sich weiter hinten im Buch bei den Erlebnisberichten.

Die Geschichte der Erlebnistherapie - Entstehung & Entwicklung

Zusammengestellt von Jochen Hotstegs

Nachfolgend haben wir einige wichtige Meilensteine in der Entstehung und Entwicklung der Erlebnistherapie zusammengestellt. Wir möchten bewusst auf eine mögliche Unvollständigkeit hinweisen und bitten herzlich um die Zusendung von weiteren Informationen, die wir dann gerne in der nächsten Auflage berücksichtigen. Vielen Dank!

Ursprung & Basis

Bereits weit vor der eigentlichen Entstehung des Begriffs „Erlebnistherapie" oder „Erlebnispädagogik" führten bedeutende Gelehrte, u.a. Hippokrates (460 – 370 v.u.Z.) oder Jean-Jacques Rousseau (1712 – 1778) wichtige erlebnistherapeutische Erkenntnisse und Grundannahmen in ihren Arbeiten auf. Als Schlüsselfigur und „Urvater" der heutigen Erlebnispädagogik gilt jedoch, speziell im deutschsprachigen Raum, Kurt Hahn (1886 – 1974).
Der weltoffene Freidenker studierte Philosophie, Klassische Altertumswissenschaften, Psychologie, Pädagogik und Nationalökonomie. Er widmete seine berufliche Laufbahn – sowohl innerhalb der Politik als auch im pädagogischen Bereich – einer verbesserten Gesellschaft und sozialen Reformen, die er mit der Hilfe einflussreicher Freunde umsetzen konnte.
Hier ist besonders Prinz Max von Baden hervorzuheben, mit dem er 1919 das Internat Salem gründete. Damit schuf er einen zentralen Ort für den Aufbau seiner reformpädagogischen Ansätze.
Exkurs: In den Sieben Salemer Gesetzen formulierte Kurt Hahn sein ganzheitliches Bildungskonzept, das den Schülern der von ihm gegründeten Institutionen mehr als nur Fachwissen vermitteln sollte:

- Gebt den Kindern die Gelegenheit, sich selbst zu entdecken.
- Lasst die Kinder Triumphe und Niederlagen erleben.
- Gebt den Kindern die Gelegenheit zur Selbsthingabe an die gemeinsame Sache.
- Sorgt für Zeiten der Stille.
- Übt die Fantasie.
- Wettkämpfe sollen eine wichtige, aber keine vorherrschende Rolle spielen.
- Erlöst die Kinder von reichen und mächtigen Eltern, von dem Gefühl der Privilegiertheit.

Die sieben Salemer Gesetze bilden bis heute die Grundlage von Schloss Salem, Gordonstoun (internationale schottische Privatschule) und den United World Colleges (1962 das UWC Atlantic Collage) an der walisischen Küste.

Im Gegensatz zu anderen Reformpädagogen, wie z.B. Montessori, Dewey und Piaget, konzentrierte sich Hahn weniger auf die frühkindliche Erziehung und er folgte auch keinem therapeutischen Ansatz, bei dem diese Lebensphasen im Mittelpunkt standen. Hahn setzte vielmehr auf die Erlebnisse in Kultur- und Naturlandschaft als Handlungsraum für heranreifende Persönlichkeiten.

Dies definierte 2 wesentliche Prinzipien der Erlebnistherapie:

- Erleben ist besser als Belehren
- Erziehung durch Gemeinschaft

Hahn war der Ansicht, mit seinem pädagogischen Ansatz wesentlichen gesellschaftlichen „Verfallserscheinungen" wie dem Mangel an gegenseitiger Anteilnahme oder dem Mangel an Spontanität oder Sorgsamkeit entgegenwirken zu können. Besonders wichtig waren ihm hierbei das körperliche Training, der Dienst am Nächsten, das eigene Forschen und das selbstständige Arbeiten und Mitwirken an einem Projekt.
Mit dieser neuen Methodik / Fachrichtung, die darauf basierte, dass sich durch das unmittelbare Erleben therapeutische Ziele verfolgen lassen, war die Erlebnistherapie geboren.

Entwicklung der Erlebnistherapie

Seit der Begründung durch Kurt Hahn hat sich die Erlebnistherapie weit verbreitet und weiterentwickelt. Heute sprechen wir von Erlebnispädagogik, da seine Methoden und Ansätze viel mehr von pädagogischer Natur sind und Einfluss auf unterschiedliche pädagogische Entwicklungen hatten. Einige markante Eckdaten sind hier chronologisch aufgeführt:

60er-80er Jahre

Entwicklung der erlebnisorientierten Psychotherapie als neuem Therapieansatz: Die Gestalttherapie (F.S. Perls) und die Experiential Therapy von E.T. Gendlin basierten erstmalig darauf, nicht nur rein auf eine Erinnerungsreproduktion zu setzen, sondern die Klienten und Klientinnen Gefühle und Situationen wirklich erleben zu lassen. Die aktivierenden Interventionen sind bei diesen Methoden überwiegend körperlich bzw. nonverbal orientiert. Zusätzlich kommen spezifische Reflexionsmethoden zum Einsatz, um die Bewusstmachung des Erlebten und des Veränderungsprozesses zu unterstützen. Im Gegensatz zur heutigen Erlebnistherapie wurde bei der erlebnisorientierten Psychotherapie allerdings viel mehr Wert auf gestaltete Situationen gesetzt. Die Natur als Erlebnis- und Erfahrungsraum spielte hierbei noch eine untergeordnete Rolle.

80er-90-er Jahre

Aus der maritimen Pädagogik, die vor allem das Segeln als Erlebnis in den Mittelpunkt pädagogischer Ziele stellte, entstand die Idee für einen Verband auf Bundesebene.

Dieser Bundesverband sollte das Segeln als pädagogische und therapeutische Maßnahme fördern und Möglichkeiten für Austausch und Vernetzung bieten. Im Jahre 1987 wird der „Bundesverband Segeln – Pädagogik – Therapie" gegründet, der heute „Bundesverband für Individual- und Erlebnispädagogik" heißt.

Zur gleichen Zeit entstand die Zeitschrift für Erlebnispädagogik, herausgegeben vom Institut für Erlebnispädagogik in Lüneburg. Zahlreiche Artikel berichteten über therapeutische Projekte, Ansätze und Entwicklungen. Anfang der 90er Jahre stieg die Anzahl der Publikationen in Form von Forschungsbeiträgen und Berichten über gesundheitsfördernde Konzepte der Erlebnistherapie deutlich an. Diese „Öffentlichkeitsarbeit" führte dazu, dass immer mehr Konzepte umgesetzt wurden, wie z.B. Segelfreizeiten von Kirchengemeinden, Sporttherapie-Angebote oder die Ergänzung der klassischen Psychotherapie um erlebnispädagogische Elemente. Beispiele: Projekt zur Gesundheitsförderung für Menschen mit Diabetes Typ 2 (Margit Dlatschek, 1999), Therapiemaßnahmen mit adipösen Jugendlichen (Alexandra Salzmann, 1999), Verbindung und Publikation von Pädagogik und Therapie in der Kinder- und Jugendpsychiatrie bsj Marburg sowie Projekte der Fontane Klinik Motzen.

International: In Western Australien fand 1997 die erste Internationale Konferenz zur Erlebnistherapie statt (First International Adventure Therapy Conference, kurz 1IATC). In dessen Anschluss wurde auch zugleich ein internationales Netzwerk gegründet, das Adventure Therapy International Committee (kurz ATIC). Die zweite Konferenz fand dann im Jahre 2000 in Augsburg statt.

Das neue Jahrtausend

Mit Beginn des neuen Jahrtausends stieg in Deutschland die Zahl der Projekte an, die in der Erlebnistherapie oder in deren Teilbereichen aktiv waren. Auch Studenten und Hochschulen widmeten sich vermehrt der Erlebnistherapie: „Natur – Bewegung – Kreativität" – eine erlebnispädagogische Maßnahme zur Suchtprävention (Uwe Fischer, 2003), Möglichkeiten und Grenzen erlebnispädagogischer Ansätze in der Therapie von adipösen Kindern (Johanna van Wissen, 2007), Erlebnispädagogik in der Sozialen Arbeit – Erlebnistherapie bei Essstörungen (Franka Schu, 2008), Kann die Erlebnispädagogik die Psychotherapie bei gewissen psychisch beeinträchtigten Menschen ersetzen? (Seraina Menzli, 2011), Erlebnispädagogische Maßnahmen bei Jugendlichen mit depressiver Symptomatik (Carina Duwe, 2018)

Auch kritische Stimmen wurden laut. So sprach z.B. die Ärzte Zeitung von einer „umstrittenen Erlebnistherapie" (Yvonne Schubert, 2006) und grenzte das dargestellte Projekt in Afrika von dieser ab.

Eine der wohl wichtigsten Veröffentlichungen im deutschsprachigen Raum zur Erlebnistherapie war das Buch „Von der Erlebnispädagogik zur Erlebnistherapie" von Rüdiger Gilsdorf, das 2004 erstmalig herausgegeben wurde. Darin beschreibt er „Perspektiven erfahrungsorientierten Lernens auf der Grundlage systemischer und prozessdirektiver Ansätze

(EHP – Edition Humanistische Psychologie)". Gilsdorf promoviert mit diesem Buch an der Universität Koblenz-Landau. Er ist Mitarbeiter am Institut für schulische Fortbildung und schulpsychologische Beratung (IFB) an der Beratungsstelle Bad Kreuznach.
Mit diesem Buch dokumentierte er ausführlich seine Praxisarbeit, indem er Wissensgrundlagen der Erlebnispädagogik bzw. Erlebnistherapie darstellte und diese in das praktische Lehren und Lernen übertrug. Dabei ging er auf das „Abenteuer" als Mittel zur Persönlichkeitsentwicklung ein, stellte Aspekte humanistisch orientierter Therapien vor, widmete der Gruppe als besonderes Lern- und Erfahrungsfeld Aufmerksamkeit und stellte einen eigenen Therapieansatz vor, den er unter Einbezug verschiedener Elemente der Gestalttherapie, Gruppendynamik sowie systemischer und narrativer Therapie entwickelte: Die „Experiential Adventure Therapy". Zahlreiche internationale Studien und Publikationen zu dieser „Adventure Therapy" oder „Wilderness Therapy" bestätigten die Wirksamkeit und den Erfolg dieses Ansatzes (Daniel Brown und James Neill, 2013).

2015 bis heute
Die Strukturen wurden stärker: Ende 2015 wurde ein neues europäisches Netzwerk zur Vernetzung der Erlebnistherapie geschaffen. Auch im Jahre 2015 verabschiedete der Bundesverband für Individual- und Erlebnispädagogik e.V. (kurz „be") das Berufsbild des „Erlebnispädagogen" / „Erlebnispädagogin". Damit wurde für die Erlebnispädagogik ein wichtiger Prozess, der seit Ende der 90er Jahre diskutiert wurde, zu einem Ergebnis gebracht.
Es hatten sich sowohl die Gesundheitsförderung als auch die Therapie als Arbeits- bzw. Handlungsfeld der Erlebnispädagogik etabliert. Im Rahmen der Gesundheitsförderung wurden explizit die Bereiche Prävention und Rehabilitation als Beispiele genannt. Im therapeutischen Handlungsfeld wurde die Erlebnispädagogik als Unterstützung multiprofessioneller Teams angesiedelt.
Eine weitere wichtige Veröffentlichung der jüngeren Geschichte stellte im Jahre 2017 das Buch „Erfahrungsorientierte Therapie" dar (Kilian Mehl, 2017). Mit der Erfahrungsorientierten Therapie hatte Kilian Mehl ein Therapieverfahren entwickelt, das er in der Klinik Wollmarshöhe als Chefarzt über viele Jahre entwickelt und erforscht hatte. Bei diesem Ansatz steht die Erfahrung und weniger das Erleben im Fokus. Die Klinik Wollmarshöhe hält regelmäßig Fachveranstaltungen ab und sie entwickelte Weiterbildungen im Bereich des Bogenschießens und des Arbeitens in Hochseilgärten.
Auch in psychosomatischen Fachkliniken wie der Fontane-Klinik in Berlin wird mittlerweile die Erlebnistherapie als Therapieverfahren regelmäßig eingesetzt. Hierbei werden überwiegend Elemente aus dem Outdoor-Bereich genutzt, wie z.B. Interaktionsspiele, Klettern im Niedrigseilgarten und am Kletterturm, Bogenschießen und ein- bis dreitägige Touren, die zum Teil von den Patientinnen und Patienten selbst organisiert werden.

Die Bundeswehr und die Militärseelsorge bieten verschiedene Seminare an, um Therapiemaßnahmen zu ergänzen und eine ganzheitliche Behandlung von PTBS (Posttraumatische

Belastungsstörung) zu ermöglichen. Betroffene und ihre Angehörigen nehmen gemeinsam an diesen Seminaren teil. Erlebnisorientierte Angebote, begleitet durch multiprofessionelle Teams, ermöglichen ein erlebnistherapeutisches Setting.
Der Psychologe, psychologischer Psychotherapeut und Berg- und Skiführer Martin Schwiersch (Marktoberdorf) praktizierte in der Reha-Klinik in Pfronten langjährig erlebnistherapeutische Konzepte mit seinen Klienten und Klientinnen. Viele seiner Interviews und Artikel über die Natur in Bezug auf das Thema Angst bildeten die Grundlage für die Integration der Natur in die Behandlungen der Rehakliniken im Allgäu.

Nature & Healing (Schweiz) bildet Menschen in „Systemsicher Naturtherapie" aus, ein natur-dialogisches Verfahren, das der Beratung von Einzelpersonen, Lebensgemeinschaften, Gemeinwesen und Organisationen dient. Sie verknüpft Naturbegegnung, Gesprächsführung und elementare Methoden zu einer kraftvollen Methode. Hier wird die Natur in Interaktion mit dem Menschen als Therapeutin erlebt.
Das KAP-Institut in Regensburg plant und formt eine Fortbildung für Erlebnispädagogen und Erlebnispädagoginnen zum Erlebnistherapeuten / zur Erlebnistherapeutin.
Das SISPA-Institut formte 2012 eine eigenständige Aus- und Weiterbildung zum „Systemischen Natur- und Erlebnistherapeuten/-therapeutin". Diese Art der Erlebnistherapie bedient sich vorwiegend erlebnispädagogischer Hard-, Soft- und Metaskills, vor dem Hintergrund therapeutischer Prozessgestaltung und authentischer Erfahrungen. Dabei setzt dieser Ansatz vor allem auf eine geschulte Wahrnehmung und auf profundes Wissen um Naturqualitäten und deren Wirkungen.

In Valencia fand 2017 der erste Kongress des noch neuen europäischen Netzwerkes der Adventure Therapy Europe statt. Bereits ein Jahr Planung waren diesem vorausgegangen und es kann als wichtiger Schritt für die europäische Vernetzung angesehen werden, da dies erstmalig die Möglichkeit darstellte, sich ganz praktisch und zugleich international mit der Thematik zu beschäftigen.
Ebenfalls im Jahre 2017 gewann die Erlebnistherapie auch innerhalb des be (Bundesverband für Individual- und Erlebnispädagogik e.V.) an Bedeutung. Ein neuer Arbeitskreis wurde gegründet, der eine neue nationale Plattform für den Austausch von Praktikern, Forschern und Interessierten bildete.
Deutschland war 2019 Gastgeber des „Gathering Adventure Therapy Europe". In Schwangau kamen Erlebnistherapeuten/Erlebnistherapeutinnen und Interessierte zusammen, um sich auszutauschen und sich zu vernetzen. Gleichzeitig wurde dort auch das Europäische Netzwerk der Adventure Therapy Europe neu aufgestellt.
Der Arbeitskreis Erlebnistherapie entwickelte sich schnell weiter und brachte ein erstes Projekt im Jahre 2020 zum Abschluss: Das Selbstverständnis der Erlebnistherapie. Ebenfalls 2020 entstand aus diesem Arbeitskreis heraus eine verbandsinterne Fachgruppe, die den Verband intern und auch öffentlich vertritt.

Medizinisches Grundverständnis

Menschen mit einer psychischen Störung lösen unterschiedliche Emotionen bei uns aus, die von Faszination bis zu Angst reichen. Oft haben wir bestimmte Bilder von diesen Menschen im Kopf, die stark von den Medien geprägt sind.
Menschen mit psychischen Erkrankungen werden oft nicht gleichberechtigt mit somatisch Erkrankten behandelt. Sie werden oft stigmatisiert und in unserer Gesellschaft ausgegrenzt. Doch jeder von uns kann von einer psychischen Erkrankung betroffen sein und jeder von uns kennt eine Person mit einer psychischen Störung oder einer psychiatrischen Erkrankung in seinem Familien- oder Freundeskreis.
Warum ist das in unserer Gesellschaft so?
Um das Verhältnis unserer Gesellschaft zu psychisch erkrankten Menschen zu begreifen, müssen wir uns die Geschichte der Psychiatrie in Europa anschauen.

Die Geschichte der Psychiatrie

Die Beziehung zwischen psychisch Gesunden und psychisch Kranken war seit jeher ambivalent. Auf der einen Seite stand das Bedürfnis zu helfen, auf der anderen die Versuchung, die Augen zu verschließen, auszugrenzen, zu misshandeln oder sich lustig zu machen. Die Behandlung und Pflege von psychisch Kranken kann erst dann wirklich verstanden werden, wenn man sie nicht nur auf ihrem heutigen Stand kennt, sondern wenn man auch die wechselhafte Geschichte verfolgt:

Frühgeschichte

- Erste überlieferte Zeugnisse der Medizin bei den Sumerern 4000–5000 v. Chr., aber kein Hinweis auf Psychiatrie
- Schädelknochenfunde mit Vernarbungen und runden Öffnungen schließen auf operative Eingriffe, um böse Geister aus dem Kopf entweichen zu lassen
- Ursache psychischer Erkrankungen: Böse Geister / Dämonen
- Behandlung: Chirurgische Eingriffe, Drogen, magisch-religiöse Rituale

Antike

- Beginn der wissenschaftlich basierten Medizin in Griechenland
- Hippokrates beschreibt 400 v. Chr. Manie / Depression; humanistischer Grundgedanke: Heilung durch Gespräche und Arbeit
- Ursache: Körperlich (Säfteungleichgewicht: Phlegmatiker, Melancholiker, Sanguiniker, Choleriker) und spirituell (Dämone)
- Behandlung (erste Spitäler im arabischen Spanien): Beschwörungen, Rituale, körperlich (Aderlass, Auspeitschen) => Ablehnung + Verehrung

Mittelalter

- Keine Erklärungs- und Behandlungsansätze => Inquisition und Exorzismus: Psychisch Kranke wurden als so bedrohlich erlebt, dass sie als Hexen und Besessene verfolgt, gequält, gefoltert und getötet wurden (Hexenverfolgung/-verbrennung, Teufelsaustreibung)
- Es gab keine Krankenhäuser, psychisch Kranke lebten auf der Straße, wurden geschlagen, vertrieben (Werwölfe), angekettet, zur Belustigung vorgeführt (Stadtnarren, Narrenkisten)

15./16. Jahrhundert (Renaissance)

- Die ersten Irrenspitäler entstehen in Spanien und in England: Psychisch Kranke werden fortan mit den Außenseitern der Gesellschaft wie Gefangene mit Gewalt und Essensentzug gehalten

17./18. Jahrhundert (Aufklärung)

- Durch die Ära der Aufklärung / Franz. Revolution entsteht der erste Umbruch in der Versorgung psychisch Kranker
- Philipe Pinel befreite am 24.05.1793 die angeketteten Irren in der Pariser Irrenanstalt: „Diese Menschen sind nicht als Schuldige, sondern als Kranke zu behandeln, ..."
- Es entstehen Heil- und Pflegeanstalten, in Deutschland: Zuchthaus
- Unmenschliche und grausame Behandlungen: Schrecktherapien, Fixierungen (Zwangsjacke, -stuhl, Autenriethsche Maske), Erschöpfungen (Drehmaschinen), glühendes Eisen, scharfe Salben, Hunger, Durst, Sturzbäder,...) Personal: Sträflinge / Prostituierte
- Musische Tätigkeiten und Arbeitsangebote nach Johann Christian Reil, 1803

18./19. Jahrhundert (Industrialisierung)

- Großanstalten außerhalb der Städte entstehen (Isolation)
- Deutscher Idealismus: Psychische Erkrankung = Entordnung der Vernunft
- Alle Menschen, die keine Leistung zeigen, wurden untergebracht: Bettler, Straffällige, Prostituierte, religiöse und politische Aufrührer, entjungferte Töchter, verschwenderische Söhne, missliebige Ehefrauen, Alkoholiker ...
- Für die armen Irren entstehen Waisenhäuser, Altenheime, Gefängnisse, Irrenanstalten, für die Reichen: Sanatorien

19. Jahrhundert

- Große Fortschritte in der Medizin: Entdeckung des Syphiliserregers und damit eine Ursache der Entstehung psychischer Erkrankung
- Psychiatrie wird wissenschaftliche Disziplin: Biologisch orientierte Sichtweise
- Psychiater Griesinger verzichtet ab 1864 trotz scharfer Kritik der Anstaltspsychiater in Berlin auf mechanische Zwangsmaßnahmen und fordert erstmalig die Integration psychisch Kranker

- Eugen Bleuler (1857–1939) begründet die psychologisch orientierte Psychologie und prägt den Begriff „Schizophrenie"
- Hermann Simon: Reformbewegungen zu einer menschenwürdigen Psychiatrie
- Nationalsozialismus in Deutschland: „Vernichtung lebensunwerten Lebens" – Euthanasie: 300.000 Zwangssterilisationen, durch die 1939 begonnene Vergasungsaktion T4, medizinische Versuche, Misshandlungen und Verhungern; es wurden ca. 200.000 psychisch kranke Menschen getötet

Psychiatriereform
- Menschenrechtsdeklarationen der Vereinten Nationen (1958)
- Erstmalig Berichte über die furchtbaren, menschenunwürdigen Zustände in der Psychiatrie
- Durch die Entdeckung der Psychopharmaka (ab 1952), die Begründung der Psychotherapie und die Entstehung neuer Soziotherapiemethoden kommt es zu Enthospitalisierungsbestrebungen
- Von der Verwahrung zur Therapie
- Dieser Entwicklungs- und Reformprozess zog sich über Jahrzehnte, trotz neuer Gesetze zum Schutz der Freiheitsrechte psychisch Kranker verbesserten sich die Lebensbedingungen psychisch Kranker nicht

Psychiatrie – Enquete
- 1971–1975: Durchführung einer Untersuchung zur Lage der Psychiatrie in der BRD (durch den Bundestag beschlossen)
- Katastrophale Situation in der Psychiatrie: Großanstalten mit Massenschlafsälen, Anstaltskleidung, kein Recht auf den Besitz persönlicher Gegenstände, ... Personal ohne Ausbildung / Qualifikation: Keine Ergotherapeuten, Sozialarbeiter, Psychologen, 1 Arzt auf 100–120 Patienten

Leitlinien der Psychiatriereform
- Gemeindenahe Versorgung
- Gleichstellung psychisch Kranker und körperlich Kranker
- Bedarfsgerechte und umfassende Versorgung aller psychisch Kranken und Behinderten
- Bedarfsgerechte Koordination aller Versorgungsdienste
- Psychiatrische Betten werden von 160.000 auf heute 70.000 abgebaut
- Die Verweildauer zwischen 100 und 200 Tagen ist seit den 70er Jahren auf unter 30 gesunken
- Zahl der niedergelassenen Psychiater steigt von 1000 auf 8000 bundesweit
- Die großen Fachkrankenhäuser werden renoviert, verkleinert und über 150 psychiatrische Abteilungen an Allgemeinkrankenhäusern geschaffen, die dazu beitrugen, dass eine psychiatrische Behandlung wohnortnah erfolgen kann

- Zahlreiche komplementäre Einrichtungen wie Tagesstätten, Wohnheime etc. entstehen in Gemeinden
- Selbsthilfegruppen psychisch Kranker und deren Angehöriger entstehen (Bundesverband der Psychiatrie-Erfahrenen: www.psychiatrie.de/bpe)
- Gesetzliche Veränderungen verbessern die Versorgungssituation, z.B.: Personalverordnung in psychiatrischen Krankenhäusern (1991), Gesundheitsreform
- Heute kann der größte Teil psychisch erkrankter Menschen in Deutschland ausreichend versorgt und behandelt werden

Kubny-Lüke, 2009
Basiswissen: Prof. Dr. Brückner, 2015

Die Erfahrungen in den letzten Jahren von vielen professionellen Tätigen rund um die Therapie mit psychisch beeinträchtigten Menschen jeden Alters zeigt, dass die bestehenden Strukturen und konventionellen Therapien oft nicht ausreichen, um den Menschen in seiner Ganzheitlichkeit zu erfassen, um sein Herz, seinen Geist, seine Seele, seinen Körper zu erreichen und zu heilen. Die Systemische Natur- und Erlebnistherapie ermöglicht mit ihrem klientenzentrierten und ressource – und handlungsorientierten Ansatz ein begleitetes Erlebnis in und mit der Natur und verbindet den Menschen wieder mit ihr, Mutter Erde und schafft dabei wieder Verbindung mit dem Himmel, Vater Himmel. Ein Gefühl des Eingebundenseins ohne Wertung entsteht und Selbstheilungskräfte können sich entfalten. Der Mensch erlebt sich als Teil eines großen Ganzen und kann so gestärkt neue Perspektiven in der Natur sehen und neue Wege gehen.
Die Natur mit allen Sinnen erleben und in und mit der Natur gesunden!

Erlebnistherapie und Naturerleben heute
Geprägt durch eine Naturentfremdung (Verstädterung, Medienbenutzung,...) wird zum Teil ein neuer, extremer Outdoor-Boom ausgelöst, bei dem Erlebnisse in der Natur einen schnellen Kick auslösen, den man konsumieren kann. (Hochseilgärten, Waldgipfelpfade, Rodelbahn etc.).
Durch die Kontaktbeschränkungen, die im Rahmen der Corona-Pandemie ausgesprochen wurden, suchen Menschen wieder vermehrt Erlebnisse in der Natur. Draußen können wir uns alle sicher und uneingeschränkt aufhalten. In einem Wald, an einem See und in anderen Naturräumen erinnern Menschen sich zurück, erfahren die Natur als Kraftquelle und entdecken mit Unterstützung der Natur den Kontakt zu sich selbst, eine ganz und gar heilsame Erfahrung für jeden einzelnen.
Es entwickelt sich aber auch ein neues Bewusstsein, Menschen schauen die Natur und all ihre Facetten mit anderen, wacheren Augen an und sie nehmen sich selbst wieder mehr als Teil der Natur wahr, fühlen sich vollständig in der Verbindung mit dem großen Ganzen. Viele gute Bewegungen rund um den Erhalt und den Schutz der Natur mit einer gute Anbindung

zu unserer Mutter Erde haben sich in Gemeinschaft von Menschen gebildet, entwickeln sich stetig weiter und gehen positive, zukunftsfähige Wege zum Wohle allen Lebens.
Die Systemische Erlebnistherapie ist eine sehr leicht anzuwendende Therapieform. Sie kann vor unserer Haustüre jederzeit umgesetzt werden.
Sie kann Brücken bauen zwischen der digitalen Welt und der Sehnsucht des Menschen nach echten, heilsamen, wohltuenden Begegnungen. Durch die achtsame erlebnistherapeutische Begleitung werden Menschen befähigt, in Kontakt zu gehen: mit der Natur, mit anderen Menschen und auch mit sich selbst. So können sie sich in verschiedenen Lebenswelten eingebunden fühlen.

Neue Wege: Settings der Systemischen Erlebnistherapie

Die Systemische Erlebnistherapie bietet die Chance, klassische Heilsettings auszudehnen, zu ergänzen – ja sogar auch eine Zeit lang zu separieren, um Prozesse und Heilungsmöglichkeiten zu schaffen, bei dem die klassischen, insbesondere klinischen Medizinformen an ihre Grenzen gekommen sind. Mittlerweile ist die Bevölkerung offener geworden. Jedoch vor 20 Jahren war es sehr mutig, mit schwer belasteten Soldaten und Kindern, die auf der Straße lebten, neue, unbekannte Wege zu gehen, die Zeit und Geld kosteten.
An dieser Stelle kamen großartige Menschen aus der Medizin, Wissenschaft und Seelsorge mit mir ins Gespräch, Menschen, die über den Tellerrand schauten. Wir gestalteten gemeinsam „neue" Settings und ermöglichten neue Lösungen. Es ist ja meistens das ganz Ursprüngliche, was Vertrauen auslöst – wie z.B. auch die Arbeit mit meinem Kollegen Roger Braas, leitender Arzt einer Psychiatrie, bestätigte, mit dem ich gemeinsam begann, „neue Wege" zu gehen.

Wir gingen mit Patienten gemeinsam in die Natur. Wir begleiteten Menschen, bei denen die bestehenden Systeme nicht mehr halfen. Wir haben auch mal meinen Therapiehund Bruno mit ins Krankenhaus mit genommen, haben den umliegenden Park für die Gespräche aufgesucht, Sitzungen in der Natur und in der Praxis mit Systemischen Erlebnistherapeuten / Erlebnistherapeutinnen und Medizinern / Medizinerinnen auf Augenhöhe durchgeführt und Familien Aus-Zeit-Reisen in der Natur organisiert, bei denen wir das ganze Umfeld mit begleitet haben. Wir haben die Kräfte der Natur wie das Meer und die Meeresbewohner, das Lagerfeuer und das Heilfeuer, den Wald und die Erdung, die Luft und die Entwicklung eines Ausblicks aus der Krankheit in die Begleitung von Menschen mit Störungsbildern integriert. Es brauchte mutige Menschen, die mit mir voran gingen. An dieser Stelle ein ganz großes Dankeschön an alle Menschen, die mit mir und den Klienten und Klientinnen neue Wege gegangen sind und noch gehen.

Unsere Vision und unser Ziel ist es, dass immer mehr Menschen in handlungs- und ressourcenorientierten Therapien durch Erlebnisse in der Natur unterstützt werden, dass Heilprozesse in Naturräumen auch für die Gesundheitsprävention wiederentdeckt werden. Wir führen außerdem verschiedene Veranstaltungen durch, bei denen wir uns gemeinsam in der Gruppe und durch Rituale mit unseren ureigenen Ressourcen und tiefem Wissen verbinden. Damit wollen wir Menschen ansprechen, die mutig ihren Herzensweg gehen möchten. Das systemische erlebnistherapeutische Angebot richtet sich an alle, die das alte Wissen über die Natur und die Elemente in die neue Zeit transportieren und in ihr Leben integrieren wollen. Unsere Vision ist es, ein Netzwerk zu schaffen, das sich in achtsamer, dankbarer Weise den heilsamen Kräften der Natur verpflichtet fühlt und diese zum Wohle der Menschen und der Erde einsetzt. Durch das gemeinsame Handeln, die Liebe zu Mensch, Tier und Natur, die uns verbindet, entsteht eine besondere Energie – ein „Heilfeld", mit dem wir mehr tun als einzelnen Menschen zu helfen. Wir stärken gleichzeitig die Selbstheilungskräfte unserer Natur und heilen damit unsere Erde!

Arbeiten unter dem Himmelszelt: Der Arbeitsplatz eines Systemischen Erlebnistherapeuten / einer Systemischen Erlebnistherapeutin

Die systemisch erlebnistherapeutische Arbeit findet größtenteils draußen statt. Beim Unterwegssein trägt jeder sein Gepäck bei sich, es wird oft im Freien übernachtet und auch am Feuer gekocht. Wir halten uns absolut naturschützend auf. Nehmen wahr, was die Natur braucht.
Eingebettet in einer Klinik oder im Fachdienst der Jugendhilfe werden Stunden im Therapieverlauf angeboten oder aber Tages- und Wochenveranstaltungen. Einige Settings sind hier aufgeführt.

Die Arbeit von Systemischen Erlebnistherapeuten findet in vielen unterschiedlichen Umfeldern statt, z.B. in der Psychiatrie, Psychosomatik, Kinder- und Jugendpsychiatrie / Jugendhilfe, Prävention und Gesundheitsförderung sowie der Seelsorge aber auch bei Institutionen / Unternehmen wie z.B. der Bundeswehr.

Die Arbeit ist eigenverantwortlich zu planen, anzuleiten, durchzuführen und zu reflektieren. Das Angebot wird durch ein multiprofessionelles Team ergänzt.

Time-IN®

Ich möchte euch ein ganz besonders Setting vorstellen, dass sehr aktuell in dieser Zeit umgesetzt wird. Das „Time-IN®"

Vision

Im Rahmen unserer Arbeit entsteht immer wieder ein heilsamer Austausch, denn auch Klienten und Kinder beschenken uns mit Lösungsvorschlägen und konkreten Ideen, wie wir „Frieden" in die Welt bringen können: Ein Kind erwähnte z.B. nach einer sogenannten „Time-IN®" Zeit im Allgäu, dass so ein Ort immer vorhanden sein sollte. Diese Anregung haben wir aufgegriffen und einen dauerhaften traumapädagogischen „Time-IN® Platz" in der Natur entwickelt.

„Time-IN®" statt „Time-OUT"

Beim „Time-IN®" erfahren die Teilnehmenden Halt und ein „Ausgehalten-werden" durch die Natur und die begleitenden Menschen. Die Konzept-Idee verbindet mit großem Erfolg die Ansätze der Traumapädagogik mit denen der Systemischen Erlebnistherapie. Während „Time-OUT"-Projekte oft schwerpunktmäßig darauf abzielen, belastete Systeme (z.B. eine Wohngruppe oder die Familie) sowie den Jugendlichen selbst für eine Zeit lang durch eine „Auszeit" zu entlasten, erfolgt durch die Konzept-Idee eines „Time-IN®" ein entscheidender Perspektivenwechsel: Die Kinder, Jugendlichen und auch Erwachsenen (z.B. mit PTBS-Symptomatik) rücken selbst in den Mittelpunkt. Sie werden mit ihren Stärken und Schwächen, ihren Erfahrungen und ihren guten (Verhaltens-) Gründen intensiv und wertschätzend wahr- und angenommen. „Time-IN®" bedeutet: Im Hier und Jetzt ankommen, sich dabei intensiv mit sich selbst beschäftigen, Gefühle und Erlebtes sortieren sowie eigene Fähigkeiten und Ressourcen wiederentdecken und wertzuschätzen. Dabei erleben sich die Personen selbstwirksam und ihre Selbstheilungskräfte werden reaktiviert und unterstützt.

Rahmen & Struktur

Den Mittelpunkt des „Time-IN®"-Platzes bildet ein Tiny-Haus, eine Hütte auf einem Berg oder ein Biwak in der Natur – je nachdem, welcher Naturraum und welche damit verbundene Kraft für den Prozess heilsam ist. Wärme entsteht durch Feuer – und das Holz dafür muss zusammengetragen und passende Stücke vorbereitet werden. Wasser spendet eine Quelle und ein Bach lädt zum Reinigen ein. Es ist eine Umgebung frei von „digitalen" Reizen und Suchtmitteln (Alkohol, Tabak, Drogen) und zugleich ein Raum, erfüllt von einem Angebot an elementaren Sinnes- und Naturerlebnissen. Es gibt Freiraum und Fluchtmöglichkeiten, jedoch keine nahegelegene Bushaltestelle. Der Platz „hält" Menschen „aus", so wie sie sind. Der Naturraum ist ursprünglich, Schutzhüllen können hier leichter abgelegt werden. Dadurch wird ein Neuanfang erleichtert.

Ziele einer „Time-IN®"-Zeit sind die Entlastung des Menschen durch stabilisierende Begleitung und die Entwicklung einer Zukunftsperspektive hinsichtlich der Fragen: Was ist gerade mit mir los? Wie geht es weiter? Wo bzw. wie und mit wem werde ich leben? Das System wird dem Menschen angepasst, und nicht der Mensch passt sich dem System an. Dabei passen wir uns dem Tempo des Menschen an, der ggf. erst Erlebnisse aus der Vergangenheit loslassen muss, bevor er in die Zukunft blicken kann. Dabei unterstützt ihn der Systemische Erlebnistherapeut oder die Systemische Erlebnistherapeutin gemeinsam mit einem multiprofessionellen Team.

Freiwillig & gewaltfrei

Die Kinder, Jugendlichen und Erwachsenen nehmen freiwillig an einem „Time-IN®" teil. Manche entscheiden sich für ein „Time-IN®" anstatt eines Aufenthalts im Gefängnis, in einer psychiatrischen Klinik oder einem Leben auf der Straße. In jedem Fall ist die Dauer des „Time-IN®" selbstbestimmend. Im Vorfeld wird geklärt, wie ein Abschluss ablaufen wird.

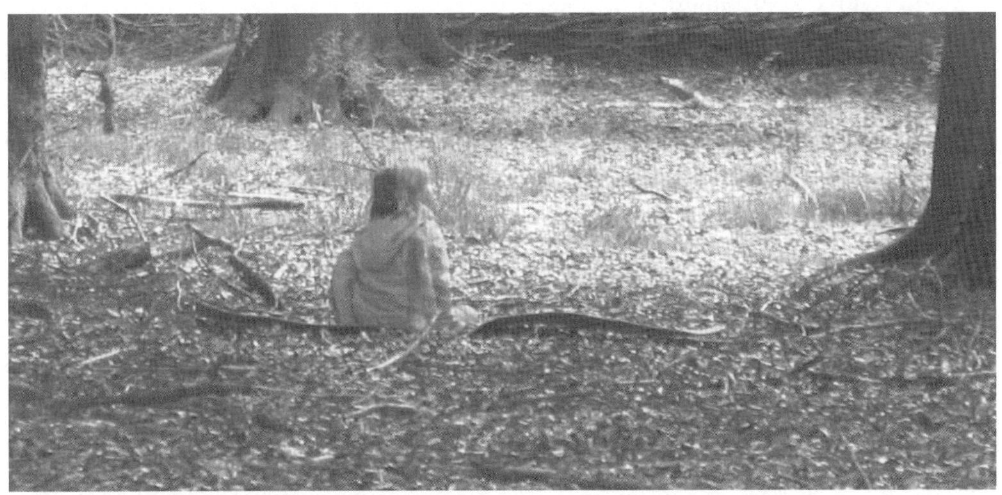

Auszeit Platz suchen und finden in Raffelsbrand Eifel

Anwendbare Methoden der Systemischen Erlebnistherapie

Arbeit mit Projektionen in der Natur

Die Natur bietet ein unendliches Feld für pädagogisch und therapeutisch einsetzbare Projektionsflächen. Sie ist mit ihren metaphorischen Bildern und Geschichten sehr reichhaltig und auffordernd. Diese erleichtern das Sprechen über das Unausgesprochene.
In und mit der Natur sein lässt achtsam werden. Die Natur mit ihren Elementen vermittelt eine Fülle von Sinnes- und Bewegungseindrücken, die im geistigen, körperlichen, seelisch-emotionalen und kognitiven Bereich intensive positive Erlebnisse und Momente bereithalten, die als neue, nährende Erinnerungen gespeichert werden. Traumapädagogische Arbeit geschieht im Hier und Jetzt. Sie ist ressourcen- und bedürfnisorientiert. Sie dient dem Vertrauensaufbau zum sicheren Ort in der Natur, zu sich selbst und zu Bezugspersonen. Letztlich eröffnet sie so eine Zukunftsperspektive.

Komfortzone & Notfallkoffer

Die Kinder, Jugendlichen, Erwachsenen oder auch Familien haben sich Verhaltensstrategien geschaffen, die ihnen scheinbar nutzen, um mit ihren Belastungen, Ängsten, Gewalt- und traumatischen Erfahrungen zurechtzukommen. Dies kann durchaus bedeuten, dass die betroffenen Menschen auf der Straße leben, sich oft und über große Zeiträume von der Familie oder den Freunden zurückziehen, sich wiederkehrend Gefahren aussetzen (Drogen, Rotlicht- oder kriminelles Milieu) und sich in heftige Konflikte mit anderen verstricken. Ehe die Systeme, in denen sie leben, sie nicht mehr halten können oder sie ausgrenzen, zerstören sie diese Systeme oft selbst. Dies ist für sie leichter zu ertragen als erneut keinen Halt erleben zu können. Man nennt sie sogenannte „Systemsprenger". Auch Menschen mit PTBS empfinden sich oft als zu belastend für ihre Familien. Auch in Unternehmen und Organisationen können ähnliche Mechanismen beobachtet werden.
Kinder geraten zum Beispiel oftmals in ein sich immer wiederholendes, nicht für sie passendes Setting, gefüllt mit viel Ohnmacht auf der Helferebene und einem sehr frustrierenden „Drehtüreffekt" an unpassender Hilfe. Dies gilt auch für Unternehmen, die einen angstgeprägten Führungsstil leben, mit engen Strukturen, die das System zusammenhalten.
Um Kinder, Jugendliche und Erwachsene in und durch Situationen zu begleiten, die sie dissoziativ erfahren, wird gemeinsam ein Setting von Notfall-Maßnahmen, Übungen und Dingen eingerichtet und ständig erweitert. Diese Methoden (z.B. der „Notfallkoffer") sollen ihnen bei der Rückkehr ins Hier und Jetzt, in die eigene Wahrnehmung von sich und ihrem Umfeld helfen.

Von der Komfortzone zum „sicheren Ort"

Über das Eintauchen in die Natur und über das Erleben von Halt, so wie sie sind, werden diese Menschen dabei begleitet, zu erkennen, wie sie ihre innere und äußere Welt gestalten können, um für sich einen sicheren Ort zu schaffen.

Neben der Zustimmung zu Gewaltverzicht gegenüber Menschen, Tieren und der Natur gibt es gemeinsame Regeln wie z.B. „Stopp"-Regeln im Rahmen der 24 Stunden-Betreuung. Über gemeinsame Aktivitäten (Erkunden der Umwelt, Erweitern der Perspektive) und dem Begleiten von Übergängen (z.B. Zu-Bett-Gehen, Aufbau von Ritualen, Erkennen und Einüben von Entspannungstechniken) wird ein vertrauensvolles Miteinander aufgebaut. Durch Psychoedukation und Erstellen einer Beziehungsanalyse können die Kinder, Jugendliche und Erwachsenen erkennen und verstehen lernen, warum etwas so geschieht wie es geschieht. Gemeinsam werden Änderungs- und Lösungsvorschläge entwickelt und dies alles zur eigenen Zeit: „Time-IN®" – in eigenem Rhythmus, Tempo und Dauer. Der Outdoor-Platz und das Erkunden der umgebenden Natur unterstützen die Menschen dabei, sich ihrem eigenen sicheren Ort anzunähern:
Im Außen – in der Natur
Im Innen – in der Eigenwahrnehmung,
Als Person – In der Zuordnung der Bedeutung und Konsequenz für die eigene Person
Im eigenen Selbst – für die eigene Identität
Als spiritueller sicherer Ort durch die überdauernden Heilkräfte der Natur

In der Traumapädagogik gilt es nach folgende sichere Orte zu gewähren oder zu erarbeiten:

- den äußeren sicheren Ort
- den personalen sicheren Ort
- das Selbst als sicheren Ort
- Spiritualität als sicheren Ort
- den inneren sicheren Ort

Baierl & Frey, 2016

Bei der traumasensiblen Ausrichtung werden methodische Interventionen gewählt, die die Menschen dabei unterstützen sich zu „erden", Halt zu finden und einen guten Stand zu entwickeln. Aber auch ihre Stärken werden wahrgenommen und diese werden fördernd in das Prozessgeschehen integriert. So war es zum Beispiel so, dass einem zwölfjährigen Jugendlichen, der wegen Brandstiftung gefürchtet wurde, nicht das Feuerzeug weggenommen wurde. Er wurde aufgefordert, zu zeigen, wie gut er Feuer machen kann. Der Jugendliche in diesem Beispiel konnte zeigen, dass er es sogar schafft, Feuer im Schnee anzubekommen und zu nähren. So wurde er mit seinen Ressourcen gesehen. Über die weitere intensive Arbeit am Feuer, wie z.B. dem Kochen am Feuer, wurde dem Jungen eine wichtige Aufgabe anvertraut, die er später in Spanien als Koch am Steinfeuer für Ziegenhirten verantwortlich übernahm.

Eine wichtige Aufgabe, da er so die zentrale Stelle, das Koch- und Gemeinschaftsfeuer, hütete.
Der gleiche Jugendliche konnte mit langjähriger erlebnistherapeutischer Begleitung auch das entgegengesetzte Element „Wasser“ Schritt für Schritt wieder in sein Leben integrieren, was er zuvor vermieden hatte. (Den Hintergrund dafür und für sein Verhalten bildete ein Bindungstrauma zur Mutter. Das Element Wasser unterstützte Emotionen, die er zuvor noch nicht bereit war auszuhalten.) Er näherte sich dem Wasser in seinem Tempo, lernte schwimmen und surfen und traute sich sogar zu im Meer zu baden. Dies half ihm dabei, die Verletzungen in der Beziehung zu seiner Mutter anzusehen und zu betrauern.
Dies war das erste Mal, dass ich einen Jugendlichen begleitet habe, der sich sein neues Leben durch eine Wette beim Jugendamt „erarbeitet“ hatte. Er sagte damals: „Wenn ich es schaffe, den höchsten Berg Deutschlands zu besteigen, dann müsst Ihr mir ein Leben in Spanien bei den Ziegen und dem Feuer machen ermöglichen.“ Die Wette galt! Nach vier Monaten Training bestiegen wir die Zugspitze in drei Etappen. Zum jetzigen Zeitpunkt ist er 23 Jahre alt und lebt immer noch in Spanien. Er holte seine Schule nach und absolvierte eine Ausbildung als Krankenpfleger. Ich muss diesem besonderen Jungen noch heute danken, denn er hat mir schon damals gezeigt, dass wir für Kinder wie ihn „neue“ Wege gehen müssen und auch können. Eine sehr intensive Begleitung und Lernerfahrung, die vielen nicht vom System aufgefangenen Kindern und Jugendlichen zu Gute kam.

Die heilende Wirkung einzelnen Elemente

Erde

Das Element Erde unterstützt diesen Prozess und vermittelt die Qualität von Geborgenheit (Steine/Felsen, Höhlen, Wurzeln, Tiny-Haus), Neuanfang (wiederkehrende Zyklen von Entstehung, Wachstum, Rückzug/Rückbesinnung, Ruhe/Reife) und die Möglichkeit, sich daran nähren zu können. Dabei helfen gezielte Übungen wie barfuß durch eine Wiese oder im Schnee gehen, Blumen und Kräuter pflücken, sich im Wald aufhalten, wandern, natürliche Rohstoffe bearbeiten (Holz, Speckstein), ein Moorbad nehmen und Ähnliches.

Wasser

Das Element Wasser bewirkt und unterstützt die Begegnung mit der eigenen Emotionalität, mit Gefühlen von Trauer und Wut, die wieder „in Fluss" kommen. Loslass-Prozesse werden angeregt. Die unterschiedlichen Qualitäten des Wassers (Tau, Regentropfen, Rinnsal, Flüsschen, Bach, See, Wasserfall, etc.), die manchmal, erfrischend, lebendig, mal langsam, mal schnell fließend, mal sanft gurgelnd, dann wieder tosend oder schäumend sind, erlauben es, unterdrückte Emotionen wieder zu erleben. Seelischer Schmerz und Trauer werden wieder spürbar. Die Bewegung des Wassers mit seinen unterschiedlichen Qualitäten bringt zunehmend Klarheit über sich und das eigene Verhältnis zur Welt.

Feuer

Die heilende Wirkung des Elementes Feuer entfaltet sich: es wärmt und nährt das Herz, es verhilft zu Selbstakzeptanz, Selbstliebe und Selbstvertrauen. Eine Feuerstelle einzurichten, Feuer zu entfachen, es zu hegen, zu nähren, es zu bewahren bzw. zu begrenzen, ermöglicht auch die Auseinandersetzung mit „heißen Emotionen". Es lehrt, diese zu hüten, ohne in die bedrohliche Energie zu kommen. So wichtig das Entfachen des Feuers, so bedeutsam ist auch das Löschen und Beenden des Feuers. Die Kinder, Jugendlichen und Erwachsenen erleben einen Zyklus, der dabei hilft, Visionen für die eigene Zukunft zu nähren und zu planen. Die Flammen des Feuers können innere Unruhen externalisieren (gerade bei ADHS-Symptomen). Die Betroffenen können die innere Ruhe und Entspannung erleben, nach der sie sich schon lange sehnen. Auch das Gefühl, ein Feuer zu kontrollieren, in dem ich es begrenze, kann dazu beitragen, die eigenen, zerstörerischen Kräfte besser kontrollieren zu können. Dies kann eine wertvolle Erfahrung sein.

Luft

Das Element Luft bewirkt im Menschen, das Hier und Jetzt mit der Zukunft zu verbinden. Der Ausblick von luftigen Bergeshöhen lässt Visionen und Zukunftsbilder leichter entstehen: Aussicht verhilft dabei zu Weitsicht. Der Blick in die Weite bedeutet zugleich, neue Perspektiven zu erkennen, zu entwickeln und zu visualisieren, wie z.B. eine Änderung der Ausgangssituation und Lösung der zuvor festgefahrenen Situation aussehen und gelingen könnte. Beim Klettern kann die Überwindung der Angst durch eigene Kraft und Stärke erlebt werden, wodurch das Selbstvertrauen gefestigt wird.

Rückkehr und Abschluss

Die Erfahrung hat gezeigt, dass es sinnvoll ist, die Rückkehr der „Time-IN®"-Teilnehmenden vorzubereiten und zu begleiten, damit die neu gewonnenen Ressourcen (z.B. der sichere Ort) auf das „neue" System übertragen werden kann. Die institutsübergreifende Zusammenarbeit mit der Einrichtung, der Familie oder der Organisation unterstützt die Rückkehrenden dabei. Dabei ist es hilfreich, dass das Abschlussgespräch zur „Time-IN®"-Maßnahme und die Besprechung von Zukunftswünschen am „Time-IN®"-Platz stattfinden. Tauchen die Kinder, Jugendlichen oder Erwachsenen beim Feedback-Gespräch in ihr ursprüngliches Umfeld ein, fallen sie oft in gewohnte Muster zurück. Sie bedienen sich alter Masken und Abwehrhaltungen, die sie sich in diesem Umfeld zugelegt hatten. Die Integration der neu gewonnenen Erkenntnisse und Ziele in den Alltag kann dadurch gefördert werden, dass die beteiligten Fachkräfte bzw. die Familie die vollzogene Veränderung und Entwicklung vor Ort erfahren und nachvollziehen können. Dies erlaubt es bei Bedarf, dem ganzen System den „Reset-Knopf zu drücken" und für den Alltag im Herkunftsort einen Neustart zu vereinbaren. Die Erinnerung an die Vereinbarungen am „Time-IN®"-Platz dienen als Anker. Die Kinder, Jugendlichen und Erwachsenen kehren zurück mit einer neuen Perspektive, eingeübten partizipativen Fähigkeiten (mitsprechen, mitbestimmen, miteinander handeln). Und sie haben erlebt, wie sie ihren ganz besonderen „sicheren Ort" bewahren können, den sie auch wiederholt aufsuchen können.

Ausblick

Systemische Erlebnistherapie, bereichert durch tiergestützte Interventionen (z.B. Hund, Pferd, Tiere von Wiese und Wald), bietet einen Ansatz, der über Systemgrenzen hinaus heilend wirkt. Dieser unterstützt Menschen dabei, für sich einen sicheren Ort zu schaffen und zu bewahren. Von diesem Standpunkt aus kann in die Zukunft geblickt und gestaltet werden. „Time-IN®"-Maßnahmen können der Situation angepasst und mit unterschiedlichen Schwerpunkten angeboten werden (Vater-Kind, Familien, Jugendamtsbetreuer und Kind, Teams aus psychosozialen Einrichtungen etc.). Für die Jugendhilfe oder belastete Familien kann dies ein großer Gewinn sein.

Ich werde oft gefragt: Was ist das Geheimnis, was macht diesen Ansatz so wirksam? Vermutlich ist es die Kombination aus vielen Kräften: Die innere Stärke des Kindes, ein herzoffener Mensch in der Begleitung, die vielen systemischen erlebnistherapeutischen, heilenden Prozesse in der Natur, ein kooperierendes Jugendamt und ein großes, multiprofessionelles Team, die alle eines gemeinsam haben: Sie glauben an den Erfolg. Sie alle investieren Kraft, Zeit, Geld und persönliches Engagement. Was meines Erachtens die wirklichen Schlüssel sind, Menschen in die heilsame Kraft zu begleiten: Liebe und Mitgefühl.

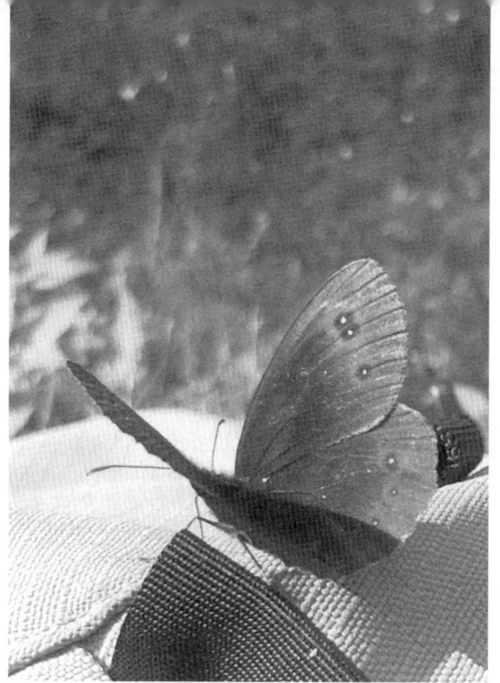

2. Gesundheit

Gesundheit

Anamnese in der Systemischen Erlebnistherapie

Anamnese = die Anamnese ist eine systematische Befragung, die den Gesundheitszustand aufnimmt. (Fallaufnahme)

Da die Systemische Erlebnistherapie eine ressourcen- & lösungsorientierte Form der Therapie und Beratung ist, fällt die Anamnese positiv aus. Der Fokus wird auf die Stärken und Ressourcen gelegt.

Außerdem wird darauf geschaut, welches Element derzeit beim Klienten oder der Klientin im Vordergrund steht. Im Wissen darüber, dass immer alles da ist.

So wissen wir, wenn das Element Feuer im Vordergrund steht, dass das ihm gegenüberliegende Element – in dem Fall Wasser – in einem Mangel ist.

Die Luft steht der Erde gegenüber.

Durch die Naturraum-Anamnese (welcher Naturraum mit welchem im Vordergrund stehenden Element) können wir ebenfalls vorherrschende und fehlende Elemente im Umfeld des Klienten oder der Klientin erfahren und daraus Schlüsse für die weitere therapeutische Begleitung ziehen. Somit erstellen wir eine andere Form eines Berichts, mit anderen Formulierungen und einem Schwerpunkt auf den vielen Stärken des Klienten / der Klientin.

Eine Anamnese, die aus der Naturfülle abgeleitet wird, ist erst einmal ungewöhnlich in (Gesundheits-) Systemen.

Naturraum-Anamnese: Ausgewählte Naturräume mit vorherrschenden Elementen (Welche Elemente stehen im Vorder- und Hintergrund?)
Ressourcenorientierte Anamnese: Persönliche, soziale , fachliche, methodische Ressourcen
Soziale Anamnese: Name, Alter / Geburtsjahr, Staatsangehörigkeit (Religion), Ursprungsfamilie (Eltern / Geschwister), Entwicklungsgeschichte, Familien- und Wohnverhältnisse (Familienstand/Kinder) außerfamiliäre Kontakte (Freundes- und Bekanntenkreis), Freizeitgestaltung
Schulische und berufliche Anamnese: Schulischer und beruflicher Werdegang in Zeiträumen und Tätigkeitsbeschreibungen, aktuelle schulische oder berufliche Situation
Medizinische Anamnese: Ersterkrankung, Krankheitsverlauf, bisherige ambulante oder stationäre Behandlung, Grund der Einweisung und Entlassung, Medikamente (Dosierung und Nebenwirkungen), Suchtanamnese
Diagnose: Hauptdiagnose (Einweisungsgrund), Nebendiagnosen und Zusatzerkrankungen

Aktuelle Situation des Klienten / der Klientin: Psychopathologischer Befund, aktuelle Lebens- und Wohnsituation, Berufstätigkeit, finanzielle Situation, Einstellung zur psychiatrischen Behandlung, Ziele des Klienten / der Klientin, Verhalten des Klienten / der Klientin z.B. im Hinblick auf das Schlaf-, Ess- und Trinkverhalten, persönliche Hygienemaßnahmen

Aktuelle Therapien und Medikation
Wichtig ist uns dabei, dass eine Angabe darüber gemacht wird, woher die Informationen stammen (persönlich laut Erstgespräch, Akte, Gespräch mit dem behandelnden Arzt / Psychologen, Teamgespräch, Übergabegespräche von Station etc.)

Beobachtungskriterien in der Systemischen Erlebnistherapie

Sichtbefund
Äußeres Erscheinungsbild: Körperstatur, -haltung, -pflege, Kleidung, Auffälligkeiten (Narben,...), Ausdrucksverhalten: Körpersprache, Mimik, Gestik, Bewegung, Blickkontakt, Stimme, Sprechweise, Wortwahl

Beziehungsgestaltung
Kontakt zum Therapeuten / zur Therapeutin, Rollenverhalten, Umgang mit Autorität, Annahme von Hilfe, Umgang mit Nähe und Distanz

Emotionaler, affektiver Bereich
Stimmung, Gefühlslage, Schwingungsfähigkeit, Motivation, Antrieb, Freude, Trauer, Wut, Angst, Anspannung,...

Kognitiver Bereich
Wahrnehmung, Orientierung, Gedächtnis, Denkstörungen, Aufmerksamkeit, Konzentration, ...

Elementarer Bereich
Belastbarkeit (psychisch und physisch), Körperliche Einschränkungen, Handlungsplanung, ...

Sozialer Bereich
Kontaktaufnahme, Kommunikation, Verhalten in der Gruppe, Kooperation, Konfliktfähigkeit, Kritikfähigkeit, ...

Selbstwahrnehmender Bereich

Selbstwertgefühl, Selbstachtung, Selbstbewusstsein, Selbstvertrauen, Selbstständigkeit, Selbsteinschätzung, Realitätsbezug, Eigen- und Fremdwahrnehmung, Wahrnehmung eigener Bedürfnisse

Lebenspraktischer Bereich

Körperpflege, Haushalt, Mobilität, Umgang mit Behörden/Geld, Integration in die Gesellschaft, Freizeit/ Hobbies

Materieller Bereich

Ausreichendes Gepäck und Material, Ausrüstung für draußen vorhanden, dem Wetter angemessene Kleidung

Therapieverlauf & Rolle des Therapeuten / der Therapeutin in der Systemischen Erlebnistherapie

- Auftrag z.B. einer therapeutischen / pädagogischen Einrichtung
- Anamnese: Gespräch mit dem Klienten / der Klientin / der Klientengruppe, ggf. während erster Outdoor-Einheit
- Beobachtungen
- Behandlungsplan: Auswahl des Naturraumes, Methode, Anzahl des behandelnden systemischen Erlebnistherapeuten (Einzeln, Team, Back – up, Tiere, etc.)
- Durchführung
- Evaluation
- Dokumentation
- Austausch im Team / Supervision
- Abschlussgespräch / -bericht

Ethische Grundsätze der Systemischen Erlebnistherapie

Systemische Erlebnistherapeuten müssen die Ziele, die er oder sie verfolgt, offenlegen. Es sind nur Ziele gemeinsam mit dem Klienten / der Klientin anzustreben, die von diesem / dieser akzeptiert werden. Daher braucht es einen Aushandlungsprozess zwischen Systemischen Erlebnistherapeut / Therapeutin und Klient / Klientin, in dem ein Konsens über die Ziele erzielt wird.

Verhaltensänderung und Leidensdruck und Freude

Dabei darf gerade auch die Rolle der Hoffnung nicht übersehen werden: Nur, wenn der Klient / die Klientin von der Systemischen Erlebnistherapie etwas Positives erwartet, wird er / sie bleiben oder wiederkommen => Compliance!
Systemische Erlebnistherapie bedeutet auch, dem Klienten / der Klientin etwas zuzutrauen und etwas von ihm / ihr zu fordern => eine Aufgabe geben. Und je konkreter die Aufgabe / das Ziel ist, umso besser kann es verfolgt und der Erfolg überprüft werden.
Freude ist ein hoher Motivator und unterstützt den Heilungsverlauf enorm. Systemische Erlebnistherapeuten begleiten Menschen in Leichtigkeit und Freude, bestenfalls springt dieser Funke über.

Hilfreiche Erkenntnisse zur Rolle des Systemischen Erlebnistherapeuten / der Systemischen Erlebnistherapeutin

- In der Begleitung von Menschen ist es wichtig, jede Handlung bewusst zu tun.
- In unserem Charakter finden sich Grundzüge und Eigenschaften, die eine Spiegelfläche für mütterliche / väterliche, partnerschaftliche, schwesterliche / brüderliche Themen sind. Dem Systemischen Erlebnistherapeuten / Erlebnistherapeutin sollte bewusst sein, dass er / sie immer auch eine Wirkung auf den Klienten / die Klientin hat. Themen wie z.B. Eifersucht oder das Gefühl, nicht gesehen zu werden, eine bevorzugte Person in der Gruppe etc. können sich somit wiederholen.
- Keine Therapie innerhalb der Familie, Freundes- und Bekanntenkreis: Die Psyche kann die übergeordnete Rolle eines Therapeuten / einer Therapeutin nicht von der Rolle einer beispielsweise guten Freundin unterscheiden. Durch die Vermischung der Rollen können Beziehungen kaputt gehen. In seltenen Fällen kann das Einnehmen der Therapeutenrolle in diesem Personenkreis klappen, dazu gehört allerdings große Disziplin, eine hohe Professionalität und eingeübte Rituale des Rollenwechsels.
- Genauso wenig kann im eigenen System therapiert werden (z.B. die Eltern therapieren die Kinder oder umgekehrt), denn der Systemische Erlebnistherapeut / die Systemische Erlebnistherapeutin braucht eine objektive Rolle und als Teil des Systems ist er oder sie immer auch eine mitbetroffene Person.
- Kleidung wirkt auf die Klienten. Deshalb ist es unterstützend, entweder einen immer gleichbleibenden Eindruck zu hinterlassen, gleiche neutrale Kleidung zu tragen, oder aber immer abwechslungsreich aufzutreten, z.B. durch farbenfrohe Kleidung und unterschiedliche Frisuren. Unsere Psyche speichert den Stil und muss sich auf einen neuen Stil immer wieder neu einstellen.

- Achtung: Resonanz! Wenn in der Begleitung von Menschen in der Natur Emotionen bei dem Systemischen Erlebnistherapeuten / der Erlebnistherapeutin selbst auftauchen, gilt es, diese anzuschauen. Bei einem objektiven Handeln sollte man emotionsfrei sein. (Die Begleitung wird in diesem Fall ruhig zu Ende geführt, und der Systemische Erlebnistherapeut / die Erlebnistherapeutin nimmt dann eine Supervision in Anspruch. Denn erst, wenn dieses noch offene Thema, das sich über die Emotionen bemerkbar gemacht hat, bei dem Therapeuten / der Therapeutin abgeschlossen ist, kann wieder Systemische Erlebnistherapie durchgeführt werden.)
- Konflikte, die während eines Therapieprozesses auftauchen, haben Vorrang. Sie gehören aufgearbeitet, bevor die Therapie wieder einsetzen kann.
- Der Systemische Erlebnistherapeut / die Erlebnistherapeutin hält sich an die Verpflichtung zur Verschwiegenheit.
- Die Pflege eines Netzwerkes, eines multiprofessionellen Teams, in dem auch Psychiater, Ärzte und die Berufsgruppen arbeiten, die nicht nur der eigenen Profession entsprechen, ist immens wichtig. Wenn In einem Vorgespräch deutlich wird, dass der Klient / die Klientin andere Hilfe benötigt, ist es hilfreich, in einem Netzwerk zu handeln und die Person weiter zu empfehlen.
- Bei Suizidandrohungen wird der Klient / die Klientin stabilisiert und einer psychiatrischen Notfallambulanz übergeben.

Abgrenzung von Coaching und Psychotherapie

Systemische Erlebnistherapie ist nicht immer klar von anderen Therapieansätzen abgrenzbar, und in der Realität sind die Übergänge fließend. Die Gemeinsamkeiten von Systemischer Erlebnistherapie, Coaching und Psychotherapie sollten ebenso wie die Unterschiede der verschiedenen Therapieansätze jedem Systemischen Erlebnistherapeuten / jeder Systemischen Erlebnistherapeutin bekannt sein, um die Tätigkeit rechtssicher auszuüben.
Grundsätzlich kann gesagt werden, dass Menschen, die sich oft hilflos und überlastet fühlen, die auf geringe Belastungen depressiv reagieren, auf alltäglichen Geschehnisse hin zunehmend Ängste entwickeln, die sich mehr und mehr aus sozialen Kontakten zurückziehen und ihr Denken und Verhalten nur noch schwer steuern können, bei einem Therapeuten / einer Therapeutin besser aufgehoben sind als bei einem Coach.

Rechtliche Aspekte von Coaching und Psychotherapie

Folgende Gedanken sollen als weitere Orientierungshilfen dienen, ratsuchenden Menschen eine Vorsortierung zu ermöglichen: Zuerst sollte beachtet werden, dass psychologische Beratung sowie Coaching rechtlich nicht geschützte Begriffe bzw. Tätigkeiten sind, d.h. jede Person kann diese Dienstleistung ohne rechtliche oder fachliche Vorbedingungen anbieten.

Die Psychotherapie hingegen ist in Deutschland staatlich geregelt, d.h. es muss eine staatliche Therapieerlaubnis als Facharzt/Fachärztin, psychologischer Psychotherapeut / Psychotherapeutin, Heilpraktiker/Heilpraktikerin vorliegen, da anderenfalls ein Verstoß gegen geltendes Recht vorliegt, und dies als Straftat geahndet werden kann. Diese Verfahren setzen eine akademische Ausbildung voraus.

Es gibt ca. 300 unterschiedliche psychotherapeutische Verfahren, hier die wichtigsten:

- Kognitive Verhaltenstherapie
- Tiefenpsychologisch orientierte Psychotherapie
- Psychoanalyse
- Systemische Therapie

Aus rechtlicher Sicht ergibt sich daraus, dass in der Systemischen Erlebnistherapie keine Leidensthemen behandelt werden dürfen, die in den klinischen Bereich der psychischen Störungen hineinreichen, es sei denn:

- Innerhalb eines multiprofessionellen Teams
- Systemische Erlebnistherapeuten und Erlebnistherapeutinnen haben zugleich eine Ausbildung im psychotherapeutischen Bereich, die sie befähigt, mit Krankheiten zu arbeiten, die in der Internationalen Klassifikation psychischer Störungen (ICD 10, Kapitel F) umfassend dargestellt sind.
  (ICD für englisch: International Statistical Classifikation of Diseases and Related Health Problems)

Grundlegend ist zu beachten, dass immer dann, wenn die Selbststeuerungsmöglichkeit, die Selbststeuerungsmechanismen eines Menschen nicht mehr ausreichen, um eine Problemlösung zu erreichen, eindeutig von Psychotherapiebedarf gesprochen werden kann.

Dies ist z.B. der Fall, wenn aus allgemeinen angstauslösenden Vorstellungen, z.B. Prüfungsangst oder diffusen Zukunftsängsten etc. eine Angsterkrankung wird, die den Lebensspielraum einengt, weil angstauslösende Situationen gemieden werden. Weiterhin, wenn aus momentaner Verstimmtheit eine Depression wird, die die Wahrnehmungen, das Denken und die Verhaltensweisen des Menschen negativ beeinflusst, oder der Umgang mit z.B. Alkohol Suchtaspekte aufweist.

Klarheit hierüber kann eine Krankheits-Anamnese bringen.

Wann ist Coaching sinnvoll?

Coaching ist grundlegend als Hilfe zur Selbsthilfe im Rahmen der Suche nach Problemlösungsstrategien zu verstehen. Jeder Mensch wird von Zeit zu Zeit an persönliche Grenzen stoßen oder berufliche sowie private Krisen erleiden, die zu inneren Blockaden, Motivationsverlust, momentanen Gefühlen der Hilflosigkeit, Misstrauen, Unzufriedenheit und Ratlosigkeit führen sowie die berufliche Leistungsfähigkeit beeinträchtigen. Coaching bietet in diesen Fällen Lösungsansätze, um adäquat auf Schwierigkeiten und Hindernisse reagieren zu können. Die coachende Person unterstützt dabei die Lösungs-Kompetenzen und verfolgt die Absicht, die Entwicklung der Persönlichkeit des Coachee gezielt zu fördern. Des Weiteren soll der Klient / die Klientin durch ein Coaching dazu befähigt werden, die im eigenen Einflussbereich stehenden Veränderungspotentiale optimal auszuschöpfen.

So kann z.B. im Rahmen eines Burn-Out-Geschehens Systemische Erlebnistherapie und Natur Caching unterstützend wirken, jedoch sollten bei bestimmten Symptome wie chronische Schlafstörungen, depressive Symptome, Ängste, soziale Rückzugstendenzen etc. ein, so sollte der Begleiter seine Grenzen erkennen und die Notwendigkeit einer medizinischen und psychotherapeutischen Behandlung dem Klienten / der Klientin gegenüber argumentieren können.

Erlebnistherapeutische Abgrenzung

In Absprache mit einem Arzt innerhalb des multiprofessionellen Teams, in Kooperation mit einem Fachdienst einer psychosozialen Jugendhilfeeinrichtung können Menschen Systemische Erlebnistherapie erfahren, ohne dass der Systemische Erlebnistherapeut / die Erlebnistherapeutin einen schulmedizinischen Abschluss besitzt.

Im Rahmen von Prävention und Stabilisierung, von Begleitung, die an Ressourcen und Resilienz orientiert ist, Begleitung zu Kraftquellen, Lösungsfindung bei Entscheidungsprozessen kann der Erlebnistherapeut / die Erlebnistherapeutin im Rahmen von Heilprozessen in Naturräumen immer wirken.

Natur & Gesundheit

Die Natur unterstützt uns auf ganz besondere Weise dabei, unsere eigenen Ressourcen und Fähigkeiten wieder zu aktivieren und fördert unsere Selbstheilungskräfte. Unsere Sinne werden in der Natur angeregt und wir fühlen uns sofort lebendiger. Das Beobachten der natürlichen Abläufe und der Elemente, die alle zusammengehören, hilft uns dabei, neue Sichtweisen anzunehmen und unseren Horizont zu erweitern.

Im Kontakt mit der Natur erleben wir uns als wertvollen Teil eines großen Ganzen, wir fühlen uns eingebunden und angenommen, denn die Natur wertet nicht. Die Natur ist ständig im Wandel und verändert sich. Diese Eindrücke können wir auf unsere eigenen Erfahrungen adaptieren: So wie nach einem Gewitter die Luft wieder klar und rein ist, so kann auch nach der Überwindung schwieriger Lebensphasen eine neue Klarheit da sein. Diese Erkenntnisse können uns helfen, friedlicher durch Krisen zu gehen und uns bei Vergebungsprozessen unterstützen.

Die Natur wirkt auf alle Sinne. Sie wirkt auf Körper, Geist, Seele und die mentale Ebene: Erlebnisse lassen sich so sehr tief verinnerlichen und verankern. Die Natur geht mit uns in Resonanz und in einen Dialog d. h. sie spiegelt uns. Wie Innen so Außen.

Die Natur ist vollkommen. Sie ist Einheit, Schönheit, Vollständigkeit. Natur ist gebend, liebend und sie bringt jederzeit Balance, Gleichgewicht und Einheit.

Ihre elementaren Kräfte, die in allen Elementen gleichermaßen vorhanden sind, wirken unmittelbar, direkt und ergänzen einander perfekt. Die Natur ist für den Menschen Heilerin, Therapeutin, Spiegel, Dialogpartner und vieles mehr. Auf der physischen Ebene schenkt sie uns z.B. Nahrung, Sauerstoff oder Terpene, die unser Immunsystem stärken. Wir geben ihr dafür Kohlendioxid, oder aber auch unsere Aufmerksamkeit, Fürsorge und Wahrnehmung ihrer Schönheit. Die Natur lädt uns ein, in sie einzutauchen, uns anzulehnen, zu empfangen und einfach nur zu sein.

Wenn wir „Mutter Erde" sagen, dann meinen wir die weibliche, empfangende Energie der Natur, die für das Gebären, für Fruchtbarkeit und eine bedingungslose Liebe steht. Die Natur zeigt uns Zyklen und Rhythmen auf: Der Lauf von Tag und Nacht oder der Zyklus der Jahreszeiten, an denen wir uns orientieren können, wenn wir uns erinnern, dass auch wir Natur sind: Unser Körper ist Erde, unser Blut ist Wasser, unser Atem ist Luft und unser Geist ist Feuer.

Wir sind mit der Natur verbunden, so wie ein Baum oder eine Pflanze mit der Erde verbunden ist. Und wir sind auch verbunden mit dem Himmel, so wie es in der Natur auch den Nährboden und die Sonne braucht. Genau wie jede Pflanze sind auch wir mit beidem verbunden und verwandeln diese Energien von Himmel und Erde in unseren Herzen.

Die natürlichen Rhythmen der Erde helfen uns auch dabei, in unseren eigenen Rhythmus zurückzufinden, in ein natürliches Sein. Dieser natürliche Rhythmus entschleunigt, bringt uns ins Hier und Jetzt und fördert unser Schöpfungsbewusstsein und unsere Intuition. Wir tauchen ein in das Fühlen, ins Unterbewusstsein und können unsere Herzenskraft wieder spüren.

Wenn wir einen Waldspaziergang machen können wir schon nach kurzer Zeit feststellen, dass wir ruhiger und entspannter sind, was auch biologisch nachweisbar ist. Das Energiefeld der Natur unterstützt zusätzlich auch unsere Energiepunkte (Chakren) dabei, sich zu reinigen. Wir fühlen uns dann kraftvoll, erfrischt und wie neu aufgeladen. Wenn wir uns in der Natur bewegen, wird unser Kreislauf angeregt und unser Immunsystem gestärkt. Durch das Sein in der Natur empfangen wir also ganz viele verschiedene Geschenke.

Auch auf der Seelenebene kann uns die Natur sehr hilfreich sein: So können z. B. besonders gut Loslass- oder Integrationsprozesse durch Aktivitäten in der Natur unterstützt werden: Etwas in der Erde vergraben oder etwas Fließenlassen am Wasser kann uns helfen, etwas loszulassen. Das Pflanzen von neuen Samen oder das Entzünden eines Feuers kann uns dabei unterstützen, Neues zu beginnen und unser Herzensfeuer, den Lebensfunken, neu zu entfachen. Das regelmäßige Gießen einer Pflanze mit Wasser oder das achtsame Nähren eines Feuers mit Holz und Luft kann bei Anbindungsprozessen hilfreich sein, bei denen es um Wiederholungen und das Verinnerlichen von Balance und Einmittung geht.

So kann die Natur mit ihren vielen Facetten zu unserer Gesundheit beitragen. So wie ein Regenbogen sein Farbspektrum zeigt, so zeigt auch die Natur ihre vielen verschiedenen „Farben“, mit denen sie wirkt und die dann doch in der Summe das „Weiß“ ergeben, diese eine Lichtkraft, die ich als Schöpfungsenergie bezeichne.

All dies nehme ich in der Natur wahr und teile meine Erfahrungen sehr gerne. In meiner Arbeit, aber auch durch mein Vorleben möchte ich Menschen inspirieren, ein Bewusstsein dafür schaffen, wie heilsam die Natur ist und daran erinnern, dass auch wir Teil von ihr sind.

Psychisch gesund – psychisch krank

Gesundheit ist ein harmonisches Zusammenspiel all unserer Organe, Drüsen, Nerven und Sinne. Ein ausgewogenes Gleichgewicht an Energie, Hormonen, Enzymen und Mineralstoffen bestimmt unser Wohlbefinden und sorgt für Gesundheit im Organismus. Gerät diese Harmonie aus dem Gleichgewicht, machen sich Unwohlsein und Krankheit bemerkbar. Dieses Zusammenspiel gleicht eigentlich einem Wunder an Vollkommenheit, wie viele Dinge aus der Natur.

Die Weltgesundheitsorganisation (WHO) schreibt über Gesundheit:
Gesundheit ist ein Zustand des vollständigen körperlichen, geistigen und sozialen Wohlergehens und nicht das Fehlen von Krankheit oder Gebrechen!
Psychische Gesundheit ist nicht nur die Abwesenheit von psychischer Krankheit. Es kann als Wohlergehens-Zustand definiert werden, in dem jeder Mensch sein Potential realisiert, mit normalen Stresssituationen adäquat umgeht, produktiv arbeitet und einen Beitrag zur Gesellschaft leisten kann.

Seelisch-geistige Faktoren für ein gesundes Leben und die Teilhabe an der Gesellschaft:

- Geliebt sein und selbst lieben können
- Selbstverwirklichung
- Sicherheit
- Verbundenheit
- Freiheit

Die Weltgesundheitsorganisation (WHO) schreibt über **psychische Krankheit /Störung:**
Eine psychisch / seelische Störung ist eine Abweichung von der Norm im Erleben und Verhalten, die die Bereiche des Denkens, Fühlens und Handelns betrifft.
Hinzu kommt das psychische Leiden des Betroffenen.

Jeder Mensch besitzt eine individuelle Verletzlichkeit (Vulnerabilität). Stress ist z.B. „der Tropfen, der das Fass zum Überlaufen bringt". Je nach Vulnerabilität haben wir in „unserem Fass" ein großes, eingeschränktes oder geringes „Fassungsvermögen".
Der Mensch mit einem großen Fassungsvermögen in Bezug auf Stress hat eine geringere Erkrankungsanfälligkeit.
Werden die Stressoren größer oder addieren sich auf, kann das Fass überlaufen und auf Dauer eine psychische Erkrankung ausgelöst werden. Bei einer hohen Erkrankungsanfälligkeit kann diese psychische Erkrankung auch nur durch kleine Stressoren ausgelöst werden.

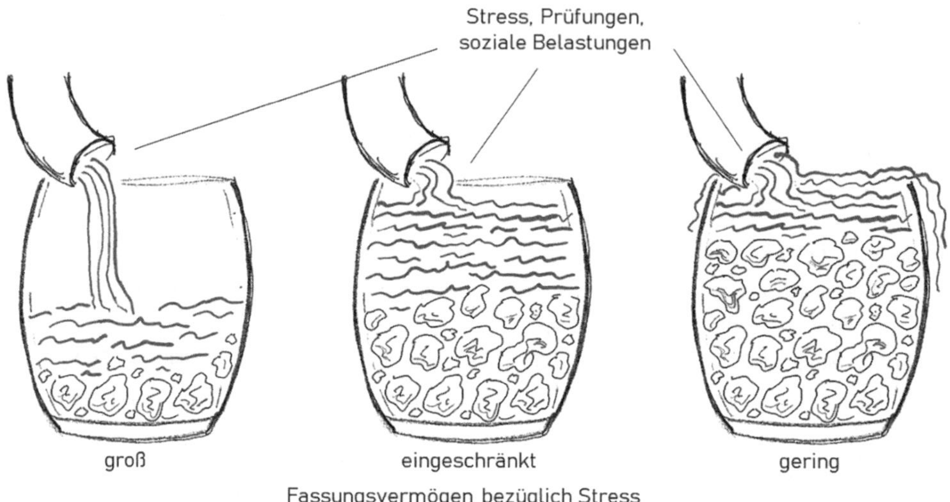

Abb. 3: Glück und Stress im Überfluss

Krankheitsbilder der Psychiatrie

Zusammengestellt von Roger Braas

- Organische, durch fassbare, körperliche Veränderungen (wie etwa einen Hirntumor) ausgelöste psychische Erkrankungen (körperlich begründbare Psychosen, auch organische Psychosyndrome). Beispiele dafür sind Demenz oder Delir.
- Endogene psychische Erkrankungen, die vermutlich durch körperliche Veränderungen begründet sind, welche man jedoch noch nicht genau angeben kann (erbliche und „noch nicht körperlich begründbare" Psychosen). Beispiele dafür sind Schizophrenie und manisch-depressive Psychosen (bipolare affektive Störung).
- Die dritte Gruppe enthält die vermutlich psychisch ausgelösten Erkrankungen, zum Beispiel Persönlichkeitsstörungen, Neurosen, Belastungsreaktionen und Anpassungsstörungen. Kraepelin nannte dies „abnorme Variationen seelischen Wesens."

Therapeutische Intervention: „Triadisches System der psychiatrischen Erkrankungen"

- Behandlung der körperlichen Grunderkrankung, z.B. operativer Eingriff bei einem Tumor, internistische Versorgung, ggf. hormonelle Substitution (z.B. Schilddrüsenerkrankungen)
- Endogene Psychosen mit erheblichen Störungen der Neurotransmitter Synthese bedürfen in der Regel einer gezielten pharmakologischen Intervention durch Neuroleptika oder Antidepressiva (Leitliniengerechte Behandlung gemäß AMDP Richtlinien)
- Gruppe der Persönlichkeitsstörungen, Neurosen, Anpassungsstörungen werden in der Regel mit psychotherapeutischen Verfahren ggf. auch unter adjuvanter Pharmakotherapie behandelt!

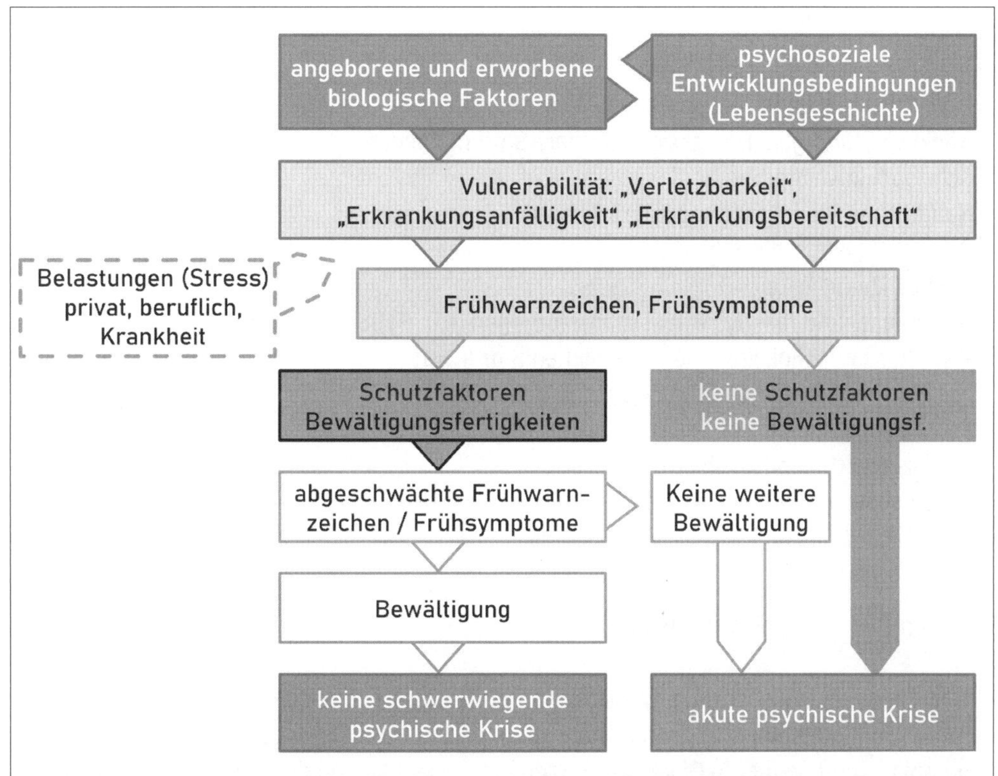

Abb. 4: Grafik adaptiert aus: Entstehung, Aufrechterhaltung und Bewältigung psychischer Krisen. In: Jensen, M., Hoffmann, G., u.a. (Hrsg.) (2014). Diagnoseübergreifende Psychoedukation. Köln: Psychiatrie Verlag.

Therapieansätze psychischer Erkrankungen

- Erstellen einer Anamnese (Krankheitsgeschichte)
- Erstellung eines Befundes
- Behandlung:
  - Psychopharmakotherapie = Körper/bio
  - Psychotherapie = Seele/psycho
  - Soziotherapie = Umwelt/sozial

Seit einigen Jahren gilt die Systemische Erlebnistherapie als erlebnis- und ressourcenorientierte Ergänzung – eine Neuorientierung im Gesundheitswesen! Systemische Erlebnistherapie = Handlungsorientierte ganzheitliche Ebene

Überblick: Psychische Störungen

- Psychosen aus dem schizophrenen Formenkreis
- Affektive Störungen: Depression, Bipolare Störung, Manie
- Schizoaffektive Störung
- Neurotische Störungen: Angst und Zwang
- Persönlichkeitsstörungen
- Sucht / Abhängigkeit
- Belastungs- und reaktive Anpassungsstörungen (z.B. PTBS)
- Verhaltensauffälligkeiten mit körperlichen Störungen
- Hirnorganisch bedingte Störungen (z.B. Demenz)
- Psychosomatik
- Kinder- und Jugendpsychiatrie
- Gerontopsychiatrie
- Forensik

Einteilung von psychischen Erkrankungen

ICD-10 (International Statistical Classification of Diseases and related Health Problems)
Weltweit wichtigstes Klassifikationssystem von medizinischen Diagnosen. Es beschreibt die Symptomatik und nennt die Diagnose; Folgen für die Teilhabe an der Gesellschaft werden dabei nicht berücksichtigt. In Kapitel V finden sich die psychischen Störungen und Verhaltensstörungen. Dort findet man zwischen den Abschnitten F00 bis F99 die psychischen Diagnosen (z.B.: F30-F39: Affektive Störungen).

ICF (Internationale Klassifikation der Funktionsfähigkeit, Behinderung und Gesundheit)
Mit dem ICF können die biopsychosozialen Aspekte von Krankheitsfolgen unter Berücksichtigung von Umwelt und von auf Personen bezogenen Faktoren systematisch erfasst werden

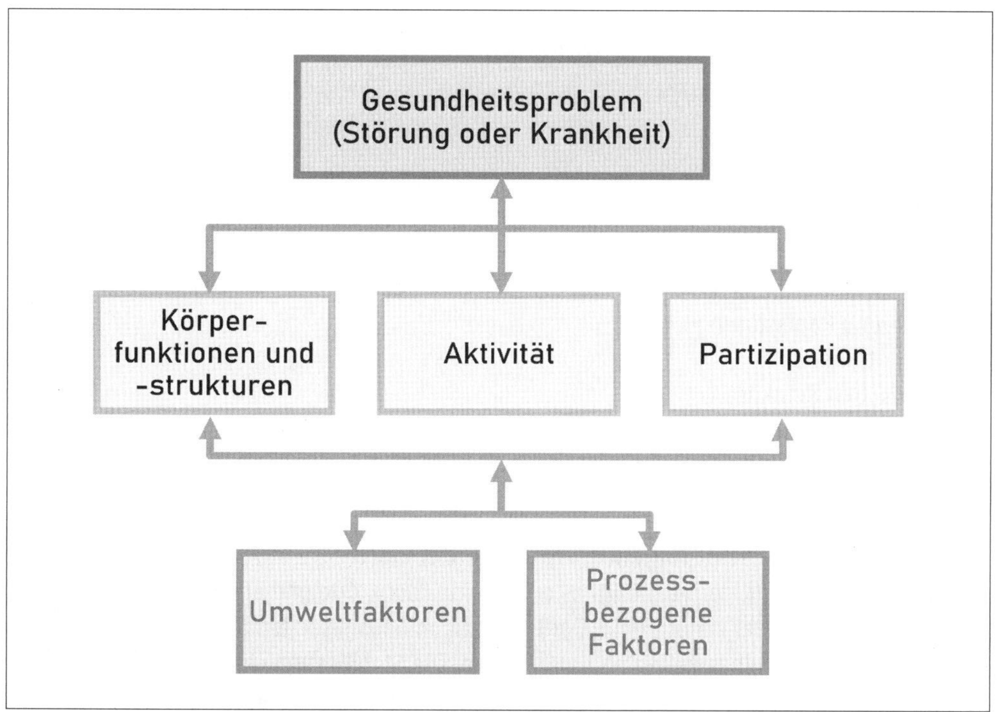

Abb. 5: In Anlehnung an: DIMDI, 2012.
→ Unter www.dimdi.de (Deutsches Institut für Medizinische Dokumentation und Information) kann man ICF-10 und ICF einsehen.

Die Störungsbilder der ICD 10

Neben den körperlich begründeten psychischen Störungsbildern (F0 und F1 = Behandler ist der Facharzt), den sogenannten endogenen Störungsbildern aufgrund einer Neurotransmitterproblematik (den Gehirnstoffwechsel betreffend, Unterkapitel F2 und F3 = überwiegend psychiatrische Behandlung) sind in der ICD 10, Kapitel F, Unterkapitel F4, F5 und F6 die seelischen Erkrankungen aufgeführt, die in den Bereich der Psychotherapie fallen.
Das Unterkapitel F4 beschreibt weitere Indikationen für Psychotherapie: Die akuten Belastungsreaktionen, die neurotischen und somatoformen Störungsbilder, F5 die Verhaltensauffälligkeiten betreffend Schlaf, Essgewohnheiten sowie Sexualität und F6 die Persönlichkeitsstörungen.

Anwendungen der Systemischen Erlebnistherapie in der Behandlung von relevanten psychiatrischen Störungen

- Psychische Traumatisierung
- Depressive Störungen
- Neu- und Umorientierung
- Standortsuche
- Burn-out Syndrom
- Borderline Strukturstörungen
- Angst- und Panikstörungen
- Identitätskrisen
- Lebens- und Sinnkrisen
- Neurotische Störungen
- Sinnsuche/Sucht

Vorsicht bei Klienten mit folgenden Krankheitsbildern

Bei diesen Krankheitsbildern benötigt es erfahrende Fachkräfte und auch eine gute Auswahl der Methoden sowie der Naturräume. Der Bergraum mit ausgesetzten Stellen kann z.B. die suizidalen Gedanken eines Patienten unterstützen. Die Stabilisation eines psychotischen Anfalls in der Wildnis ist kritisch, insbesondere wenn dort z.B. kein „Back-up" Auto fahren kann.

Die kann u.a. folgende Patientengruppen betreffen:

- Patienten / Patientinnen mit komplexer Borderline-Struktur
- Patienten / Patientinnen mit endomorpher Depression/Bipolarer Störung
- Suchtpatienten / -patientinnen
- Psychotische Patienten / Patientinnen
- Patienten / Patientinnen mit querulatorischer Störung
- Patienten / Patientinnen mit somatoformer Störung
- Cave suizidale Patienten / Patientinnen

Systemische Erlebnistherapie in der Psychotherapie nach Roger Braas

Die üblichen Verfahren in der Psychotherapie – sowohl in der Verhaltenstherapie als auch in der tiefenpsychologisch fundierten Psychotherapie – sind im Wesentlichen kognitiv verbalisierenden Inhaltes. Die meisten Patienten lernen im Verlauf ihrer therapeutischen Interventionen, ihre Widerstands- und Vermeidungsstrategien an die Therapiestrategien anzupassen und zu perfektionieren. Das führt in den laufenden üblichen Therapieverfahren zu erheblichen Behinderungen und Stagnationen.

Die Anwendung von musisch-künstlerischen Inhalten sowie die Implikation von weiteren Elementen führen weg vom rein kognitiv verbalen Modell und eröffnen damit neue Zugänge.
Dies gilt ganz besonders für die Systemische Erlebnistherapie: Hier werden wohlvertraute Umgebungs- und Naturelemente in das therapeutische Setting eingeführt und lassen nur wenige Möglichkeiten zu, den Realitäten auszuweichen. Es entstehen so ganz neue Zugangswege in Therapie und Selbsterfahrung, die längst vergessen geglaubte Ressourcen mobilisieren können. Fundamentale atavistische Relikte können wiederentdeckt werden und verleihen (verloren geglaubte) Sicherheit.
Systemische Erlebnistherapie fördert bei Patienten z.B. die Entdeckung von Archetypen und ihrer Bedeutung, Vertrauensfindung in die Umwelt, Über die Natur wieder zu den Menschen finden, Schönheit und Vollkommenheit der Natur zu erkennen, Über die Einfachheit von Natur und Umwelt wieder zum unkomplizierten Umgang mit sich und anderen finden, Loslassen können, u.a. ...

Messbare Veränderungen:

- Reduzierung der Stresshormone (Cortisol)
- Reduzierung der Herzfrequenz
- Beruhigung der Atmung
- Veränderung des Hautwiderstandes
- Senkung des Blutdruckes
- Anstieg der sogenannten „Killerzellen" im Blut (Zellen, die potentielle Krebszellen liquidieren)

Verlauf und Therapie:

- oft chronischer Verlauf
- Behandlung in Fachkliniken, Angstambulanzen, verhaltenstherapeutischen Einrichtungen
- Kombination von Psycho- und Pharmakotherapie:
  - Verhaltenstherapie
  - (z.B. Expositionstraining, Angst-Management-Training → SENT)
  - Entspannungsverfahren – SENT
  - Kognitiv-behaviorale Therapie
  - Psychodynamische Therapie
  - Psychopharmakotherapie

Mögliches Verhalten im Verlauf der Therapie:

- Patient / Patientin befürchtet, dass „er das alles nicht kann, keine Ideen hat, ...".
- Kann Patient / Patientin zur Teilnahme motiviert werden, werden einfache, bereits bekannte Techniken bevorzugt.
- Im Vordergrund steht die Angst, zu versagen.
- Es ist schwierig, ihn / sie für etwas Neues zu motivieren.
- Er / sie meidet Situationen, in denen er / sie Misserfolge haben, Fehler machen könnte oder Kritik ertragen müsste.
- Der Patient / die Patientin zeigt ein Vermeidungsverhalten, wenig Risikobereitschaft und Erfahrungsmöglichkeiten.
- Der Patient / die Patientin wirkt dadurch oft kognitiv und körperlich eingeengt – wenig Kreativität.
- Mangelndes Selbstwertgefühl und Unsicherheit, Tendenz zum Rückzug, Angst vor Kontakten, Angst vor der Gruppe zu sprechen
- Angst vor Zurückweisung, sich zu blamieren, die Kontrolle zu verlieren (ist oft vorhanden)
- Evtl. auch Misstrauen und aggressives Verhalten

Therapeutische Hinweise:

- positive, angenehme Atmosphäre in der Therapie schaffen
- respektvolle, annehmende Haltung
- Ernstnehmen der Ängste, Befürchtungen, Sorgen etc.
- Eigenwahrnehmung, Fremdwahrnehmung, Realitätsbezug herstellen
- Keinen Leistungsdruck vermitteln
- Langsames Steigern der Anforderungen, Bekanntes und Neues mischen
- Positiv verstärken, Fähigkeiten hervorheben, aber auch vermitteln, dass jeder Mensch Schwächen hat
- Vermitteln, dass man nicht weniger wertvoll und liebenswert ist, wenn man etwas nicht kann
- Gemeinsame Problemlösungsstrategien entwickeln
- Vermitteln, dass das Vermeiden von Situationen die Angst nur kurzfristig mildert, aber langfristig verstärkt
- Einfache, aber effektvolle Tätigkeiten anbieten
- Ausdruckszentriertes Arbeiten anbieten
- Entspannende Tätigkeiten fördern

Krankheitsbilder, Symptomatiken & Behandlungsmöglichkeiten:

Präsuizidales Syndrom

- Der Begriff **präsuizidales Syndrom** wurde vom Psychiater Erwin Ringel eingeführt. Das Syndrom umfasst die drei Merkmale „Einengung, Aggressionsumkehr und Suizidphantasien", die nach Ringel regelmäßig einer Suizidhandlung vorausgehen.
- Beginnend in den 1950er Jahren hatte Ringel an Personen, die einen Suizidversuch überlebt hatten, die Phase untersucht, die dem Suizidversuch vorausging. Bei der Mehrzahl der über 700 untersuchten Patienten konstatierte er diese drei Merkmale:
- *Einengung:* Die Wahlmöglichkeiten im Leben werden immer weiter eingeengt, bis letztlich nur der Suizid als Möglichkeit bleibt. Diese Einengung kann allein im Denken und Verhalten des Betroffenen begründet sein (Depression, Kontaktstörung), aber auch in der Realität (Isolation, Vereinsamung, Arbeitslosigkeit, Verluste, Krankheit).
- *Aggressionsumkehr:* Eine verstärkte und gleichzeitig gehemmte Aggression, die sich früher oder später gegen den Betroffenen selbst richtet.
- *Suizidphantasien:* Das Gefühl, der Realität nicht gewachsen zu sein, führt zu einer Flucht in die Irrealität. Der Betroffene baut sich eine Scheinwelt auf, in der Gedanken an den Tod und schließlich an Suizid eine immer größere Rolle spielen.
- Das präsuizidale Syndrom hat laut Ringel eine Bedeutung in der Abschätzung der suizidalen Gefährdungslage. Das Auftreten der genannten Merkmale sei immer ein ernstzunehmendes Warnzeichen. Als demonstrierendes Beispiel für das Syndrom nennt er das Gedicht eines Suizidenten aus dem 19. Jahrhundert. Dabei sollen die ersten drei Zeilen die Einengung, die mittleren vier die Isolierung und die letzten die Aggressionsproblematik sowie Selbstmordphantasien darstellen:

Sucht

Sucht wird als das zwanghafte Verlangen nach bestimmten Substanzen oder Verhaltensweisen verstanden, die Missempfindungen vorübergehend lindern und erwünschte Empfindungen auslösen.

Die Substanzen oder Verhaltensweisen werden konsumiert bzw. beibehalten, obwohl negative Konsequenzen für die betroffene Person und damit auch für andere verbunden sind. Sowohl der Konsum von psychoaktiven Substanzen wie **Alkohol, Tabak, Medikamente, Heroin, Cannabis, Ecstasy** u.a. als auch Verhaltensweisen wie Glücksspiel, Essen, Arbeiten, Fernsehen etc. können zwanghafte Züge annehmen, die Suchtcharakter haben.

Die Übergänge von **Genuss, Konsum, Missbrauch, Gewöhnung** und **Abhängigkeit** sind fließend, bauen aber nicht zwingend aufeinander auf. Jedes individuelle Suchtverhalten hat seine eigene Geschichte, in der individuelle und gesellschaftliche Faktoren, (suchtmittelunspezifische und suchtmittelspezifische) ihre Bedeutung haben.
Stoffgebundene Suchtformen sind immer von Intoxikation (Vergiftung) begleitet.

Bei diesen Suchtformen ist immer nach drei Komponenten zu fragen:

- Nach der individuellen Grundstörung, die eine Suchtentwicklung einleitete, hier denken wir z.B. an chronische Schmerzzustände oder an bestimmte Konfliktsituationen.
- Nach den psychopathologischen Folgen der Suchtmitteleinnahme, hier denken wir insbesondere an toxisch bedingte Veränderungen der Kritikfähigkeit oder des Gedächtnisses.
- Nach dem Grad der Suchthaltung dem Leben gegenüber, also der Süchtigkeit, die eine psychologische Eigengesetzlichkeit besitzt und stoffunabhängig ist.

Sucht ist in erster Linie ein psychisches Problem, mit in der Regel bald auftretenden sekundären, körperlichen und sozialen Folgen. Sucht ist durch einen eigengesetzlichen Ablauf und durch den fortschreitenden Verlust der freien Verhandlungsfähigkeit und dem Verlust der Kontrolle über das eigene Verhalten gekennzeichnet. Sucht liegt dann vor, wenn eine prozesshafte Abfolge in sich gebundener Handlungen kritisch geprüfte, sorgfältige und folgerichtig gesteuerte Handlungsabläufe ersetzt. Sucht ist stets Krankheit.

Wanke & Ludwig Täschner, 1985, S. 13

Sucht ist ein unabweisbares Verlangen nach einem bestimmten Erlebniszustand. Diesem Verlangen werden die Kräfte des Verstandes untergeordnet. Es beeinträchtigt die freie Entfaltung einer Persönlichkeit und zerstört die sozialen Bindungen und die sozialen Chancen des Individuums.

Wanke, 1985, S. 20

- Sucht zeigt sich als latente Suchthaltung und als manifestes süchtiges Verhalten.
- Süchtiges Verhalten mit Krankheitswert liegt vor, wenn dieses nicht mehr angesichts einer Flucht- oder Unwohlsituation eintritt, sondern zu einem eigendynamischen, zwanghaften Verhalten wird, das sich selbst organisiert hat und sich rücksichtslos beständig zu verwirklichen sucht.
- Suchthaltungen als Folgen von mangelndem Selbstvertrauen und Minderwertigkeitsgefühlen, von Verantwortungsscheu und Problemangst werden meist in Kindheit und Jugend erlernt.

Affektive Störungen am Beispiel Depression

Affektive Störungen sind krankhaft veränderte Stimmungslagen, die durch abnorm gehobene (manische) und/oder gedrückte (depressive) Gefühlszustände in Erscheinung treten.

Depression

Sie ist der größte Anteil an den affektiven Störungen und ist eine schwerwiegende Erkrankung.
15 – 30 % der Depressionen haben einen chronischen Krankheitsverlauf.
Bei wiederholten Phasen kommt es zu zunehmender Arbeitsunfähigkeit, sozialem Rückzug bis hin zu Vereinsamung und einer Abnahme der gesamten Lebensqualität.
Viele Betroffene entwickeln zusätzlich einen Alkoholabusus (missbräuchlichen Gebrauch von Alkohol).

Äußeres Erscheinungsbild:

- Erstarrte Mimik/Gestik
- Ausdrucksloser Gesichtsausdruck
- Gesenkter Blick
- Leise, zögernde Stimme
- Hypotone oder sehr angespannte, oft verschlossene Körperhaltung
- Ungepflegtes Äußeres

Symptomatik:

Depressive Verstimmung
Leicht bedrückt bis hin zu einem Gefühl der Gefühllosigkeit, Traurigkeit, Freud- und Hoffnungslosigkeit, Leere, Verzweiflung, Verlust von Selbstwertgefühl,...

Antriebshemmung
Morgentief, Interessenverlust bis Stupor oder Getrieben sein, sozialer Rückzug, Schwierigkeiten den Alltag zu bewältigen, Erschöpfung,...

Denkhemmung
Formale und inhaltliche Denkstörungen, Grübeln, Angst, Schuldgefühle, Einengung auf negative Lebensinhalte, Suizidgedanken,...

Körperlich vegetative Symptome
Appetit- und Gewichtsverlust, Schlafstörungen, Kopf- /Rückenschmerzen, Atemstörungen, Herzbeschwerden,...

Depressionsstationen – zentrale therapeutische Elemente

- Psychotherapeutischer Umgang (Empathie, Fürsorge, familiäres Milieu, Aktivierung, positive Verstärkung)
- Einzelpsychotherapie
- Gruppenpsychotherapie (Selbstunsicherheit, Perfektionismus, Verlust,...)
- Trainingsgruppen (Selbstsicherheitstraining, soziales Kompetenztraining)
- Symptom- und störungsbezogene Kleingruppen (Entspannungstraining)
- Angehörigenarbeit (Angehörigengruppen, Familien- und Paargespräche)
- Zusammenarbeit mit psychosozialen Einrichtungen – gemeindenah (Tagesklinik)
- Psychopharmakotherapie mit Symptombehandlung, Verschlechterungs- und Rezidivprophylaxe
- Andere biologische Therapieverfahren (Lichttherapie, Schlafentzug)
- Erlebnisorientierte Therapien wie Systemische Erlebnistherapie, Ergotherapie, Bewegungstherapie, Musik- und Tanztherapie

Therapieverlauf:

- Eingangsphase: Empathie, Fürsorge, stellvertretende Hoffnung, hohes Beziehungsangebot
- Therapiephase: Aktivierung, positive Verstärkung, strukturiertes Beziehungsangebot
- Entlassungsphase: positive Verstärkung, Aktivierung, Orientierung nach außen, strukturiertes Beziehungsangebot

Mögliche Ziele:

- Perspektive in der Lebensgestaltung
- Veränderung von depressiv fördernden Lebensinhalten
- Förderung von Motivation und Antrieb
- Zugang zu eigenen Emotionen
- Umgang mit Frustration, Aggression, Wut
- Entwicklung von Problemlösungsstrategien
- Entwicklung von Beziehungsfähigkeit
- Wiedererlangen von Entschlusskraft, Entscheidungsfähigkeit und Selbstständigkeit
- Genussfähigkeit
- Wahrnehmen von Erlebnisqualitäten
- Stärkung des Selbstwertgefühls

Neurotische Störungen

Neurotische Störungen sind Erlebnis- und Verhaltensstörungen, die psychosozial ohne nachweisbare organische Grundlage bedingt sind. Man geht davon aus, dass nicht gelöste Konflikte / nicht verarbeitete Erlebnisse, meist aus der Kindheit, zum Problem werden und sich in seelischen, psychosozialen und körperlichen Krankheitszeichen äußern. Diese bleiben in der Regel innerhalb sozial akzeptierter Grenzen. Auch die Persönlichkeit ist im Allgemeinen von der Störung nicht beeinflusst.

- Angststörungen (z.B. Panikstörung, generalisierte Angststörung, ...)
- Phobische Störungen (z.B. Agoraphobie, soziale Phobien, spezifische Phobie, ...)
- Zwangsstörungen (z.B. Waschzwang, ...)
- Somatoforme Störungen (z.B. Hypochondrie, Somatisierungsstörung, ...)
- Dissoziative Störungen (z.B. Trance und Besessenheitszustände, ...)
- Reaktionen auf schwere Belastungen und Anpassungsstörungen (z.B. PTBS, ...)

Zwänge

Nach Dörner, 1996:

„Menschen, die zwanghaft handeln, müssen eine bestimmte Handlung immer wieder ausüben (z.B. sich waschen, aufräumen, alle Schalter kontrollieren) oder bestimmte Gedanken immer wieder durchgrübeln. Dabei kann dieses gezwungene Tun so viel Zeit kosten, dass der Mensch zu nichts anderem mehr kommt. Während Pedanterie oder genaues Kontrollieren noch als angemessen erscheinen können, weiß der Zwangshandelnde, wie unsinnig sein Tun oder Denken ist. Er kann es jedoch nicht lassen, weil unmittelbare, extreme Angst die Folge des Unterbrechens von Zwangshandlungen sein kann."
Zwanghaftes Handeln und Denken sind in gewissem Ausmaß normal und prinzipiell sinnvoll, werden aber von den Betroffenen oft stundenlang wiederholt und dabei als sinnlos empfunden. Versucht ein Betroffener die Handlungen zu unterdrücken, entstehen Anspannung und Angst, die nur nachlassen, wenn das Zwangsritual durchgeführt wird.

Klassifikation nach ICD-10:

F42.0: Zwangsstörung, vorwiegend Zwangsgedanken und Grübelzwang
F42.1: Zwangsstörung, vorwiegend Zwangshandlungen (Zwangsrituale)
F42.2: Zwangsstörung, Zwangsgedanken und -handlungen gemischt

Häufige Begleitproblematiken:

- Depressivität
- Konzentrationsstörungen
- Ängstlichkeit
- mangelnde Anpassungsfähigkeit in Beruf / Lebensalltag (→ Verlust Arbeitsplatz, soziale Isolation, Verwahrlosung)
- Soziale Gehemmtheit
- Partnerschaftsprobleme
- hohe Komorbidität mit anderen psychiatrischen Erkrankungen

Verlauf und Therapie:

- Bei 2 % der Allgemeinbevölkerung sind Zwangsstörungen diagnostiziert, eine gleiche Verteilung bei Männern und Frauen liegt vor.
- Multifaktorielles Ursachenmodell (Psychoanalytisches Modell nach Freud)
- Betroffene halten Zwänge oft geheim
- Schamgefühle, bis Einschränkungen des alltäglichen Lebens
- Zwangsstörungen verlaufen oft chronisch, insbesondere wenn keine Behandlung erfolgt.
- Zwangsstörungen zeigen eine zunehmende Tendenz → zeitliche Wiederholungen und verschiedene Formen. Die Entwicklung anderer psychiatrischer Erkrankungen wird begünstigt.
- Behandlung durch Pharmakotherapie und kognitiv-behaviorale Psychotherapie
- hohe Rückfallgefahr

Mögliches Verhalten:

- Drang nach Perfektion, übermäßige Genauigkeit, Sicherheit und Kontrolle
- Handlungen / Werkstücke können nicht zu einem befriedigenden Abschluss gebracht werden.
- Bedürfnis nach Struktur und Ordnung
- Wenig Freiheit, Flexibilität, Freude am Tun
- Patienten bestimmen gerne
- Zwangsgedanken, -vorstellungen und -handlungen können dem Patienten Kontrolle und Sicherheit gegen sich aufdrängende angstbesetzte Emotionen geben.
- Kreatives Arbeiten: Emotionale Themen werden abgelehnt und abgewertet.
- Stark strukturierende Techniken werden bevorzugt.
- Die Patienten sind eher introvertiert, meiden zwischenmenschliche Kontakte und damit emotionale Erfahrungen.
- Sie haben Angst vor Kontrollverlust, wirken rigide, angespannt, misstrauisch.
- Sie haben oft Selbstzweifel und Schamgefühle.

Therapeutische Hinweise:

- Freundliche, wohlwollende Haltung, Gesprächsbereitschaft signalisieren
- Distanz wahren, Misstrauen und Ablehnung nicht persönlich nehmen
- Symptome bieten Schutz, deshalb zu Beginn akzeptieren
- Behutsam freiere Anteile einbauen
- Festlegen, wann ein Thema beendet ist und anschließend gemeinsam reflektieren
- Abmachungen treffen bzgl. Zwangshandlungen, mit dem Versuch die Aufmerksamkeit auf andere Dinge zu lenken → was kann an Stelle des Zwangs treten?
- Vorsichtig emotionale Themen ansprechen, um herauszufinden, was hinter dem Symptom steht (erst mit Berufserfahrung – Zusatzausbildungen)

Quelle: Kubny & Thieme, 2009

Angststörungen

Es gibt keinen Menschen, der frei von Angst ist. Angst rettet uns ständig das Leben, wenn wir auf der Straße nach rechts und links schauen, uns im Auto anschnallen, uns auf einem steilen Weg am Geländer festhalten, bei einer Lungenentzündung Antibiotika einnehmen, bei Sturm nicht aus dem Haus gehen oder nachts die Haustür abschließen. Ohne dass es uns immer bewusst ist, führt uns Angst durch die Gefahrnisse des Lebens. Bei manchen Menschen nimmt die Furcht aber ein übersteigertes Ausmaß an. Dann spricht man von einer Angsterkrankung. Angsterkrankungen zählen neben Depressionen zu den häufigsten psychischen Erkrankungen. Die wichtigsten Formen sind:

- Panikstörung mit oder ohne Agoraphobie
- Generalisierte Angststörung
- Soziale Angststörung
- Spezifische Phobien

Eine unbehandelte Angststörung kann sich immer mehr verselbstständigen. Es kommt zur „Angst vor der Angst" (Erwartungsangst), und Angst auslösende Orte und Situationen werden vermieden. Als Folge ziehen sich die Betroffenen immer mehr aus dem Leben zurück. Neben den Ängsten und den damit einhergehenden körperlichen Symptomen leiden sie unter einem mangelnden Vertrauen in die eigene Stärke und unter dem Gefühl des Ausgeliefertseins. Die Patienten und Patientinnen quälen sich außerdem häufig mit Ein- und Durchschlafstörungen und sie haben aufgrund der Auswirkungen ihrer Krankheit oft Probleme in der Partnerschaft oder der Familie sowie im Berufsleben. Manchmal wird als falsch verstandener „Selbstbehandlungsversuch" Alkohol konsumiert, da er kurzfristig die Angst lindern kann. Eine Gefahr liegt auch im Dauergebrauch von Beruhigungsmitteln wie den Benzodiazepinen, die nur für den kurzfristigen Einsatz geeignet sind.

Panikstörung

Bei einer Panikstörung leidet man unter wiederkehrenden schweren Angstanfällen mit heftigen körperlichen und psychischen Symptomen wie:

- Atemnot
- Benommenheit
- Gefühl der Unsicherheit, Gefühl in Ohnmacht zu fallen, weiche Knie, Schwindel
- Herzklopfen oder unregelmäßiger Herzschlag
- Zittern oder Beben
- Schwitzen
- Erstickungsgefühle, Engegefühl im Hals
- Übelkeit, Bauchbeschwerden
- Entfremdungsgefühle (Gefühle der Unwirklichkeit, Gefühl, nicht da zu sein)
- Hitzewallungen oder Kälteschauer
- Schmerzen, Druck oder Enge in der Brust
- Furcht, zu sterben
- Angst, die Kontrolle zu verlieren
- Angst, wahnsinnig zu werden
- Taubheits- oder Kribbelgefühle
- Herzrasen

Eine Attacke kann wenige Minuten und im Extremfall einige Stunden anhalten – die meisten Panikattacken dauern jedoch nicht länger als 30 Minuten. Die Häufigkeit der Attacken kann zwischen mehrfach täglich bis monatlich schwanken. Die Patienten und Patientinnen leben manchmal in ständiger Angst vor der nächsten Attacke. Nicht selten stellen sie sich in der Notfallambulanz eines Krankenhauses vor oder gehen oft von Arzt zu Arzt, weil sie das Vorliegen einer lebensbedrohlichen Erkrankung, wie zum Beispiel eines Herzinfarkts, befürchten. Meist benötigen die erkrankten Menschen wegen einer Panikattacke Hilfe, wenn sie sich an Orten befinden, an denen es schwierig wäre, einen Arzt herbeizuholen, oder wenn sie sich in Situationen erleben, in denen sie befürchten, nicht schnell genug aus der Situation/den Örtlichkeiten heraus zu kommen oder peinliches Aufsehen zu erregen:

- Menschenmengen
- Öffentliche Plätze
- Reisen über weite Entfernungen von zu Hause weg
- Alleine verreisen
- In einer Schlange stehen
- Fahrstuhl, Bus oder Auto fahren
- Im Flugzeug fliegen

In schweren Fällen können die Betroffenen ihr sicheres, gewohntes Umfeld kaum noch allein verlassen und sind an das Haus gebunden. Frauen erkranken zweimal häufiger als Männer an Panikstörungen. Etwa 2-3 Prozent der Bevölkerung leiden an dieser Angststörung. Die meisten Patienten und Patientinnen entwickeln zwischen dem 20. und 30. Lebensjahr Symptome. Mitte 30 ist die Ausprägung am stärksten; nach dem 45. Lebensjahr verlieren sich die Symptome oft.

Generalisierte Angststörung
Das wesentliche Symptom der generalisierten Angststörung sind anhaltende Sorgen oder Ängste, die viele Lebensbereiche umfassen und nicht auf bestimmte Situationen beschränkt sind. Die Angst kann ohne Grund auftreten. Oft machen sich die Betroffenen aber auch Sorgen über reale Bedrohungen, wie zum Beispiel Autounfälle oder Erkrankungen, die Verwandten zustoßen könnten; dabei ist ihre Furcht in unrealistischer Weise übersteigert. Die Patienten sind innerlich unruhig, angespannt, nervös und haben häufig Schlafstörungen.

Ein wichtiges Merkmal ist das Gefühl einer nahenden Katastrophe. Angstsymptome treten nicht – wie bei der Panikstörung – alle gleichzeitig in Form eines plötzlichen Angstanfalls auf, sondern einzeln und über den Tag verteilt:

- Zittern
- Ruhelosigkeit
- Schwitzen
- Kalte und feuchte Hände
- Mundtrockenheit
- Übelkeit
- „Kloßgefühl" im Hals
- Muskelverspannungen im Rücken

Die Sorgen führen dazu, dass die Patienten und Patientinnen Dinge vermeiden oder aufschieben, wie zum Beispiel Reisen. Die Abgrenzung zu Depressionen fällt oft schwer. Die generalisierte Angststörung ist bei Frauen häufiger. Rund 4-6 Prozent der Bevölkerung leiden unter dieser Angsterkrankung. Sie beginnt meist um das 30. Lebensjahr herum und kann auch im höheren Lebensalter noch bestehen.

Soziale Angststörung (Soziale Phobie)

Die Soziale Phobie ist eine extreme Form der Schüchternheit. Menschen mit einer Sozialphobie haben in Situationen Angst, in denen sie sich von ihren Mitmenschen kritisch betrachtet oder beobachtet fühlen. Sie haben Angst,

- in einer Situation zu sein, in der alle Blicke auf sie gerichtet sind, eine Rede zu halten, ein Gedicht aufzusagen oder ein Lied vor anderen zu singen,
- sich in einer Unterrichtsstunde zu melden oder etwas an die Tafel zu schreiben,
- eine Prüfung abzulegen,
- zu einer Behörde oder zu einem Arzt zu gehen,
- mit einem Vorgesetzten zu sprechen,
- sich in einem Streitgespräch gegenüber anderen durchzusetzen,
- in einem Restaurant zu essen,
- im Beisein anderer Menschen zu telefonieren,
- einen Fremden anzusprechen,
- sich zu einer Verabredung zu treffen und/oder
- eine Frau/einen Mann kennen zu lernen

Menschen mit einer Sozialphobie vermeiden deshalb solche Situationen. Wenn sie solche Situationen durchstehen müssen, leiden sie unter Erröten, Zittern, Angst zu Erbrechen oder Toilettendrang. Rund sieben Prozent der Bevölkerung sind von sozialer Phobie betroffen. Die Angststörung beginnt meist schleichend schon in der Kindheit oder Jugend. Am schlimmsten sind die sozialen Ängste zwischen dem 20. und dem 35. Lebensjahr; danach können sie sich oft bessern.

Spezifische Phobien

Bei den spezifischen Phobien wird die Furcht durch einzelne Objekte oder Situationen hervorgerufen, die in der Regel ungefährlich oder harmlos sind. Dazu gehört die Furcht vor Tieren (Hunde, Katzen, Mäuse), Insekten wie Wespen, Spinnen, die Höhenphobie sowie die Blut- und Verletzungsphobien (z.B. Angst vor Spritzen). Schon der Gedanke an die entsprechenden Situationen oder Objekte verursacht Angst, die von leichtem Unbehagen bis hin zur panischen Angst reichen kann. Dass anderen Menschen die gleiche Situation nichts ausmacht, lindert die Furcht der Betroffenen nicht. Oft wissen die Patienten, dass sie übertrieben reagieren, und schämen sich dafür. Frauen sind häufiger als Männer von Phobien betroffen. 75 – 90 Prozent der Patienten mit Tierphobien und 55-70 Prozent der Patienten mit Phobien vor Blut oder Verletzungen sind weiblich.

Borderline-Persönlichkeitsstörung

Borderline-Patienten und -Patientinnen leiden unter Störungen der Affektregulation, also an der Unfähigkeit, ihre inneren gefühlsmäßigen Zustände zu kontrollieren. Dabei dominieren äußerst unangenehme Spannungszustände, die zuweilen als unerträglich empfunden werden. Um diesen Zustand zu verändern, entwickeln Borderline-Patienten und -Patientinnen bestimmte Strategien, wie zum Beispiel Selbstverletzungen: Sie verletzen sich unter anderem dadurch, dass sie sich mit Messern oder Rasierklingen in die Haut schneiden oder sich Verbrennungen zuführen. Doch auch Drogenkonsum oder andere gefährliche Verhaltensweisen wie beispielsweise das Balancieren auf Brückengeländern oder das Rasen auf der Autobahn werden als Methoden zum Spannungsabbau eingesetzt. Der Wunsch nach einem Zustand von Ruhe und Geborgenheit verleitet die Betroffenen zu diesen kurzfristig wirksamen Strategien und ruft in Situationen der Anspannung dieses Muster ab. Das kann zur sogenannten „negativen Verstärkung" führen: Da die Wirkung der Selbstverletzung mit der Zeit nachlässt, muss oft nach und nach häufiger und tiefer geschnitten werden, um die gleiche Wirkung zu erzielen. Die Formen der Selbstverletzung sind klar von Suizidversuchen zu unterscheiden. Ein Suizidversuch wird mit der gezielten Absicht durchgeführt, dem Leben ein Ende zu setzen, während die Selbstverletzung der Spannungsminderung und Selbstregulation dient. Die intensive Anspannung hat eine stressabhängige Reaktion zur Folge, die dazu führen kann, dass sich die Wahrnehmung des eigenen Körpers verzerrt oder gar auflöst. Dieser Zustand wird auch als „Dissoziation" bezeichnet. Der Körper empfindet keine Schmerzen mehr, manche Betroffene sehen sich wie im Nebel, Geräusche klingen gedämpft; manchmal sind Betroffene nicht mehr in der Lage, sich zu bewegen oder zu sprechen. Es können auch optische oder akustische Halluzinationen auftreten. Den Borderline-Patienten und –Patientinnen selbst ist meistens bewusst, dass es diese Stimmen oder Erscheinungen in der Realität nicht gibt und sie vermeiden es, Außenstehenden von diesen sogenannten „Pseudohalluzinationen" zu berichten. Neben den Spannungszuständen verspüren Borderline-Patienten und –Patientinnen auch intensive aversive Emotionen wie Schuld, Scham, Ohnmacht und Selbstverachtung. Diese Gefühlswelt beeinflusst die zwischenmenschliche Interaktion und beeinträchtigt ihr Beziehungsleben. Die großen Schwankungen im Selbstwertgefühl erschweren eine zufriedenstellende Beziehung. Die Angst vor dem Verlassenwerden ist ein zentraler Aspekt der Erkrankung und kann ein existentielles Ausmaß annehmen. Häufig besteht eine Ambivalenz, also ein Nebeneinander von Sehnsucht nach Geborgenheit und Zuwendung und stark ausgeprägter Angst vor eben dieser sozialen Nähe. Die ständigen scheinbaren Unsicherheiten im zwischenmenschlichen Bereich führen wiederum zu Spannungszuständen. So erhält sich ein fortlaufender Kreislauf. Ein Ausbrechen ist für die Betroffenen alleine selten möglich. Oft scheitern partnerschaftliche Beziehungen, weil der gesunde Partner mit den Gefühls-, Stimmungs- und Selbstwertschwankungen des Borderline-Patienten / der –Patientin nicht zurechtkommt, aber auch zwischenmenschliche Probleme am Arbeitsplatz wirken sich negativ auf die soziale Funktionsfähigkeit aus.

Posttraumatische Belastungsstörungen

„Die Posttraumatische Belastungsstörung (PTBS), englisch post-traumatic stress disorder (PTSD), zählt zu den psychischen Erkrankungen aus dem Kapitel der Belastungs- und somatoformen Störungen. Der Posttraumatischen Belastungsstörung gehen definitionsgemäß ein oder mehrere belastende Ereignisse von außergewöhnlichem Umfang oder katastrophalem Ausmaß (psychisches Trauma) voran. Dabei muss die Bedrohung nicht unbedingt direkt die eigene Person betreffen, sondern kann auch bei anderen beobachtet und erlebt worden sein (z.B. als Zeuge eines schweren Unfalls oder einer Gewalttat)." (Wikipedia)

Symptome

Wiedererinnerung (Intrusion)

Wiederholte, aufdrängende Erinnerung oder Wiederinszenierungen der Ereignisse im Gedächtnis (Nachhallerinnerungen, Flashbacks), Tagträume oder Träume

Erhöhtes Erregungsniveau

Zustand erhöhter vegetativer Übererregbarkeit mit Steigerung der Vigilanz, übermäßiger Schreckhaftigkeit und Schlaflosigkeit

Rückzug (Konstriktion)

Andauerndes Gefühl von Betäubtsein und emotionaler Stumpfheit, Gleichgültigkeit und Teilnahmslosigkeit gegenüber anderen Menschen, Anhedonie, Vermeidung von Aktivitäten und Situationen, die Erinnerungen an das Trauma wachrufen können, Angst und Depressionen mit Suizidgedanken, Alkoholmissbrauch und Drogenkonsum, akute Ausbrüche von Angst, Panik, Aggression, ausgelöst durch Erinnerung / Wiederholung des Traumas, sogenannten Triggern.

Burnout

Woher kommt der Begriff „Burnout Syndrom" (englisch (to) burn out: „ausbrennen")? Burnout beschreibt einen Zustand ausgesprochener emotionaler Erschöpfung mit reduzierter Leistungsfähigkeit, der als Endzustand einer Entwicklungslinie bezeichnet werden kann, die mit idealistischer Begeisterung beginnt und über frustrierende Erlebnisse zu Desillusionierung und Apathie, psychosomatischen Erkrankungen und Depressionen oder Aggressivität und einer erhöhten Suchtgefährdung führt. Burnout gilt als Ergebnis insuffizienter Bewältigung stressreicher Arbeitssituationen und innerlich nicht akzeptierter Diskrepanzen. „High demand, low influence" (Hoher Druck, wenig Einfluss)

Definition nach ICD 10

Z73.0 Ausgebranntsein
Burnout
Zustand der totalen Erschöpfung
(F 32.1 mittelgradig depressive Episode; „Reaktive depressive Störung")
(F 43.2 Anpassungsstörung)

Historie

1974 wird der Begriff erstmals von dem Psychoanalytiker Herbert Freudenberger verwendet. Menschen aus „helfenden" Berufen (Ärzte/Ärztinnen, Krankenschwestern und Krankenpfleger, Rettungsdienstpersonal, Lehrer/Lehrerinnen und Sozialarbeiter/Sozialarbeiterinnen sowie Erzieher/Erzieherinnen) fielen ihm durch besonders häufige Krankschreibung, Arbeitsunfähigkeit oder Frühberentung auf.
Eine Ursache schien häufig hohe Arbeitsbelastung gepaart mit besonders hohem persönlichem Engagement zu sein, was zum „Ausbrennen" führte.

Hintergründe

- Chronische Erschöpfung und Burnout-Syndrom sind in allen Bevölkerungsschichten und beruflichen Bereichen zunehmend
- Depression ist eines der größten zukünftigen Gesundheitsprobleme
- Die Häufigkeit an chronischen Multisystemerkrankungen steigt
- Enorme volkswirtschaftliche und persönliche Bedeutung
- 60 % aller Ausfalltage in Unternehmen sind stressbedingt.

Burnout Phasen

- Aggression und Aktivität
- Flucht und Rückzug
- Isolation und Passivität

Burnout-Trias

- Emotionale Erschöpfung
- Depersonalisation (gefühllos, gleichgültig, zynisch, sarkastisch...)
- Abnehmende Leistungsfähigkeit

Sind Sie gestresst?

„Sind Sie so sehr auf die Zukunft ausgerichtet, dass die Gegenwart nur noch ein Vehikel ist, um dorthin zu gelangen? Stress wird dadurch verursacht, dass wir „hier" sind, aber „dort" sein wollen. Oder dass wir uns in der Gegenwart befinden, aber in der Zukunft sein möchten. Das ist eine Spaltung, die uns innerlich zerreißt. Eine solche innere Spaltung zu erzeugen

und mit ihr zu leben, das ist der reine Wahnsinn. Die Tatsache, dass alle Leute es so machen, macht es nicht weniger wahnsinnig." *(Tolle, 2010)*

Stressassoziierte Erkrankungen

- Chronisches Müdigkeitssyndrom
- Multiple Chemikaliensensibilität (MCS)
- Chronische Infektionen
- Stoffwechselerkrankungen wie Diabetes oder Cholesterinerhöhung
- Kardiovaskuläre Erkrankungen, z.B. Herzinfarkt
- Rheumatische Erkrankungen
- Chronisches Schmerzsyndrom
- Neurodegenerative Erkrankungen wie Alzheimer, Parkinson
- Depression
- Maligne Erkrankungen
- Burnout-Syndrom

Burnout betrifft den ganzen Menschen

- Körperlich: Ich kann nicht mehr.
- Psychisch: Ich habe keine Freude mehr.
- Geistig: Ich habe keine Einfälle mehr.
- Sozial: Ich habe keine Freunde mehr.

Merkmale und Symptome

„Nur jemand, der einmal entflammt war, kann auch ausbrennen."
(Arson & Kafry, 1985)

- Körperliche und emotionale Erschöpfung
- Anhaltende physische und psychische Leistungs- und Antriebsschwäche
- Verlust der Fähigkeit, sich zu erholen
- Zynische abweisende Grundstimmung gegenüber Kollegen/Kolleginnen, Klienten/Klientinnen und der eigenen Arbeit.
- „Burnout ist ansteckend!"

- Merkmale der Anfangsphase:
  - Vermehrtes Engagement für bestimmte Ziele
  - Nahezu pausenloses Arbeiten
    - Verzicht auf Erholungs- und Entspannungsphasen
    - Gefühl, unentbehrlich und vollkommen zu sein
    - Um das darzustellen, werden Teammitglieder häufig durch die Betroffenen entwertet.
    - Sie machen sich bei Kollegen unbeliebt.

- Der Beruf wird zum hauptsächlichen Lebensinhalt.
- Hyperaktivität
- Nichtbeachten eigener Bedürfnisse
- Verdrängen von Misserfolgen
- Beschränkung sozialer Kontakte auf einen Bereich (z.B. Patienten/Patientinnen, Klienten/Klientinnen, Kunden/Kundinnen)
- Partnervernachlässigung
- Erschöpfung
- Chronische Müdigkeit
- Suche von Ablenkung und Trost in Alkohol, Tabak, Internet- und Computeraktivitäten, in Essen oder häufigerem Sex
- Konzentrationsschwäche
- Schlafstörungen
- Drehschwindel
- Angstzustände

- Abbau des Engagements
  - Desorganisation
  - Unsicherheit
  - Probleme bei komplexen Aufgaben und Entscheidungen, verringerte kognitive Leistungsfähigkeit
  - Verminderte Motivation und Kreativität
  - Die Arbeit wird gerne auf den Dienst nach Vorschrift reduziert
  - Weiterer Rückzug, kaum noch Pflege von Freundschaften, Trennung vom Partner und Vereinsamung

- Verflachung des emotionalen, mentalen und sozialen Lebens
  - Gefühle wie Gleichgültigkeit, Einsamkeit und Desinteresse
  - Konzentration auf die eigene Person
  - Probleme bei sozialen Kontakten:
    - Vermeidung von Kontakten
    - Übertriebene Bindung an eine Person
    - Ständige Suche nach interessanteren Kontakten

- Verzweiflung

  Im Endstadium des Burnouts erlebt der Betroffene existentielle Verzweiflung. Die Einstellung zum Leben ist überwiegend negativ und das Gefühl der Hilflosigkeit und Niedergeschlagenheit verdichtet sich zur Depression. Zuletzt folgt totale Sinnlosigkeit, die oft im Suizid oder einem selbstverletzenden Verhalten endet.

Phasen des Burnout-Syndroms

- Enthusiasmus
- Stagnation
- Frustration
- Apathie
- Burnout

Das Burnout-Syndrom ist vor allem in den helfenden Berufen verbreitet, Betroffene zeigen großen Idealismus und gute Vorsätze zu Beginn der Tätigkeit. Sie merken mit der Zeit, dass sie durch ihr Handeln keine Fortschritte erzielen. Es folgen Stagnation, Rückschritte, Zynismus gegenüber den Patienten/Patientinnen sowie Kollegen/Kolleginnen etc. Entstehende Apathie ermöglicht berufliche Tätigkeit nur noch unter großen Anstrengungen.

Behandlung

- Ressourcenerhalt durch ausreichende Erholungsphasen
- Ausgedehnte Erholung und ausreichende Urlaube
- Kurmaßnahmen
- Arbeitsplatzwechsel
- Gezielte Psychotherapie
- Hilfen bei der Einschätzung der eigenen Leistungsfähigkeit
- Zeitmanagement
- Behebung des „Sprachfehlers: Nicht-Nein-Sagen"
- Pharmakologische Therapie
  - Antidepressiva
  - SSRIs
  - Benzodiazepine
- Wichtig nehmen der körperlichen Beschwerdesymptomatik
- Das eigene Feuer entfachen , z.B. Methode elementare Verschreibung

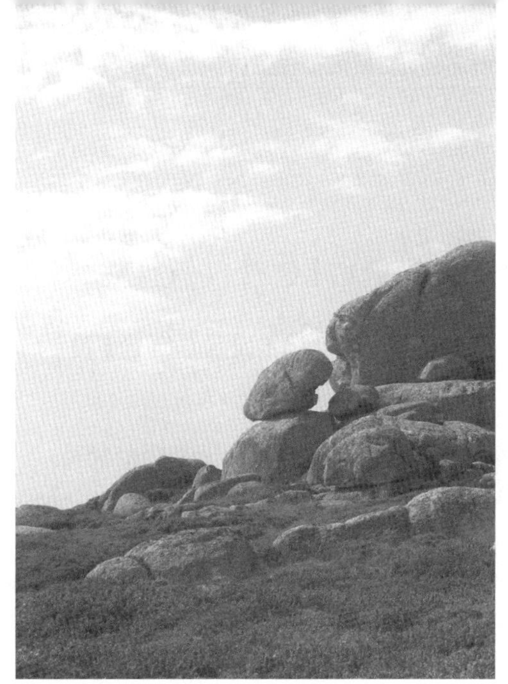

3. Die Grundelemente in der Systemischen Erlebnistherapie

Die Grundelemente in der Systemischen Erlebnistherapie

Elementare Kräfte in der Systemischen Erlebnistherapie: Feuer, Wasser, Erde, Luft

Das Wissen über die starken, ursprünglichen Kräfte der 4 Elemente Erde, Feuer, Wasser und Luft besteht bereits seit vielen Jahrhunderten. Noch bevor moderne Wissenschaften und die Medizin die westliche Welt eroberten, wurden die elementaren, natürlichen Kräfte bereits zum Wohle des Menschen angewandt. Auch heute noch werden sie von einigen Natur- und Bergvölkern im Alltag eingesetzt. In unserer modernen, digitalisierten Welt ist jedoch das meiste davon schlichtweg verlorengegangen. Vieles an ursprünglichem Wissen können wir jedoch wieder lernen – oder wir erinnern uns an die tief in uns verankerte Weisheit, die in unseren Körperzellen und der göttlichen Matrix nach wie vor existiert.

Der archetypische Ansatz der Erlebnispädagogik und der Systemischen Erlebnistherapie meint genau das: Es gibt Symbole, Naturräume, Tiere und eben auch Elemente, die schon immer bei Menschen eine bestimmte Reaktion ausgelöst haben.

> *„Die vier Elemente halten die Welt zusammen und daher auch den menschlichen Körper.*
> *Vom Feuer hat der Mensch die Wärme und die Sehkraft,*
> *von der Luft den Atem und das Gehör,*
> *vom Wasser das Blut und die Beweglichkeit und*
> *von der Erde das Fleisch und somit seinen Gang."*
> *Hildegard v. Bingen*

Die 4 Elemente – Urstoffe des Lebens

Das alte Wissen um die heilenden Kräfte von Erde, Feuer, Wasser und Luft hat die Menschen in allen Zeiten und Kulturen begleitet. Heute können wir diese wertvollen Erfahrungen in der Systemischen Erlebnistherapie aktiv einsetzen und sie für Heilprozesse in Naturräumen anwenden. So werden die natürlichen Elemente der Natur zu Lehrenden und Medizin zugleich, die uns helfen, Defizite auszugleichen und wieder in unsere natürliche, gesunde Mitte zu finden. Was neueste wissenschaftliche Studien belegen, erleben wir in unserer Arbeit täglich: Der Einfluss von bewusstem Natur-Erleben, die präventive Wirkung auf unseren Körper und die direkte Auswirkung auf unsere Gesundheit ist enorm! Ob Kinder, Jugendliche oder

Menschen mit psychischen Erkrankungen – die Systemische Erlebnistherapie bietet heilsame Naturerfahrungen als wirkungsvolle Ergänzung zu moderner Medizin, herkömmlichen Therapien und zur Prävention.

Die Kraft des Feuers

Das Element Feuer ist ein zentrales, kraftvolles Element, das uns auf ganz unterschiedlichen Ebenen etwas lehren und spiegeln kann: Das Feuer steht für Gemeinschaft, Menschen versammeln sich am Feuer, bilden hier einen Kreis. So verbindet das Feuer Menschen miteinander. Das Feuer wärmt – rein physisch und auch im übertragenen Sinn.
Die heilende Wirkung des Elementes Feuer entfaltet sich: Es wärmt und nährt das Herz, es verhilft zu Selbstakzeptanz, Selbstliebe und Selbstvertrauen. Eine Feuerstelle einzurichten, Feuer zu entfachen, es zu hegen, zu nähren und zu bewahren bzw. zu begrenzen, ermöglicht auch die Auseinandersetzung mit „heißen Emotionen" und lehrt uns, diese zu hüten ohne sie zu löschen. So wichtig das Entzünden des Feuers ist, so wichtig ist auch das behutsame, geplante Löschen und Beenden des Feuers. Die Kinder, Jugendlichen und Erwachsenen erleben einen Zyklus, der dabei hilft, Visionen für die eigene Zukunft zu „befeuern" und zu planen. Den inneren Funken entfachen, kann das Bewusstsein erwecken. Die Flammen des Feuers können innere Unruhen – gerade bei ADHS Symptomatik – externalisieren und der oder die Betroffene kann eine innere Ruhe und Entspannung erleben, nach der er oder sie sich schon lange sehnt. Auch das Gefühl ein Feuer zu kontrollieren, indem ich es begrenze, kann dazu beitragen, die eigenen, zerstörerischen Kräfte besser zu kontrollieren. Dies kann in der Systemischen Erlebnistherapie eine wertvolle Erfahrung sein.

Die Kraft des Wassers

Das Element Wasser bewirkt und unterstützt die Begegnung mit der eigenen Emotionalität, mit Gefühlen von Trauer und Wut, die wieder „in Fluss" kommen. Unterdrückte Gefühle können im Rahmen eines sicheren Settings am Wasser zugelassen werden. Wenn dann tiefe Traurigkeit, Wut oder Tränen hochkommen, können diese mit der Fachkraft geteilt und bearbeitet werden. Loslass-Prozesse werden angeregt. Die unterschiedlichen Qualitäten des Wassers (Tau, Regentropfen, Rinnsal, Flüsschen, Bach, See, Wasserfall, etc.), die manchmal erfrischend, lebendig, mal langsam, mal schnell fließend, mal sanft gurgelnd, dann wieder tosend oder schäumend sind, erlauben es, unterdrückte Emotionen wieder zu erleben. Seelischer Schmerz und Trauer werden wieder spürbar. Die Bewegung des Wassers mit seinen unterschiedlichen Qualitäten bringt zunehmend Klarheit über sich und das persönliche Verhältnis zur Welt.

Die Kraft der Erde
Das Element Erde steht für Halt, Standfestigkeit und Geborgenheit, aber auch für Tod und Neugeburt – das weibliche Prinzip. Die Verbindung zu Mutter Natur, eine „mütterliche Nahrung" ist vor allem für Menschen wichtig, die von der leiblichen Mutter diese Zuwendung nicht ausreichend erhalten haben. Das Element Erde vermittelt die Qualität von Geborgenheit (Steine/Felsen, Höhlen, Wurzeln), Neuanfang (wiederkehrende Zyklen von Entstehung, Wachstum, Rückzug/Rückbesinnung, Ruhe/Reife) und die Möglichkeit, sich daran zu nähren. Dabei helfen gezielte Übungen wie: Barfuß durch eine Wiese oder im Schnee gehen, Blumen und Kräuter pflücken, sich im Wald aufhalten, wandern, natürliche Rohstoffe bearbeiten (Holz, Speckstein), in Heilerde baden und ähnliches.

Die Kraft der Luft
Das Element Luft setzen wir ein, um den Weitblick zu unterstützen. So kann die Aussicht von einem Berggipfel Visionen und Zukunftsbilder fördern. Das Element Luft bewirkt im Menschen, dass er die Verbindung vom Hier und Jetzt zur Zukunft schaffen kann. Der Ausblick von luftigen Bergeshöhen lässt Visionen und Zukunftsbilder leichter entstehen: Aussicht verhilft dabei zu Weitsicht. Beim Klettern kann die Überwindung der Angst durch eigene Kraft und Stärke erlebt werden; Selbstvertrauen festigt sich. Der Blick in die Weite bedeutet zugleich, den Blick in die Zukunft zu richten, neue Perspektiven zu erkennen, zu entwickeln und eine Antwort auf die Frage zu visualisieren, wie eine Änderung der Ausgangssituation und Lösung der zuvor festgefahrenen Situation aussehen und gelingen kann.

Die Kräfte der Elemente in der Verbindung
Kein Element kann für sich alleine stehen – immer sind die Elemente in Interaktion. Wenn wir die Natur beobachten, erkennen wir, dass diese immer versucht, ein ausgewogenes Gleichgewicht herzustellen: Wenn irgendwo auf der Erde das Wasser vorherrschend ist, muss es irgendwo eine Dürre geben. Wenn durch Vulkanausbrüche zu viel Hitze erzeugt wird, gibt es an einem anderen Ort Flutkatastrophen. Unsere Erde ist ständig damit beschäftigt, alles auszugleichen. Und durch menschliches (profitgesteuertes oder unüberlegtes) Eingreifen in diesen Mechanismus wird die Aktivität zur Wiederherstellung der Balance stets forciert.

Aber nicht nur die Elemente im äußeren Geschehen, in unserer Umwelt, sind permanent damit beschäftigt, ein Gleichgewicht herzustellen. Auch im Inneren des Menschen ist dies so: Unser Körper versucht unaufhörlich, diesen Ausgleich auf allen Ebenen zu bewerkstelligen. Auf der körperlichen Ebene muss der Wasserhaushalt perfekt auf den Wärmehaushalt abgestimmt sein, die Luftversorgung muss reibungslos funktionieren und der Stoffwechsel muss für eine optimale Verbrennung sorgen. Nur so können alle Organe gut versorgt und der Körper gesund erhalten werden.

Auf der psychischen Ebene funktioniert dies ähnlich: Wenn unser inneres **Feuer** (Liebe zu anderen Menschen, Verbindung, Begeisterung...) zu stark wird, kann es z.B. zu Gefühlen des Ausgebranntseins (Burnout), zu Aufopferung oder Enttäuschung führen. Wenn das **Wasser** (unsere Emotionen) zu übermächtig wird, macht sich Depression, Traurigkeit oder Verzweiflung breit. Ist der Mensch zu sehr geerdet, führt dies evtl. zu Egoismus, Anhäufung von Materie, überhöhtem Ego und Dominanz. Zu viel **Luft** kann zu „Abgehobenheit", Weltfremdheit bis hin zu Verrücktheit führen.

Um die Elemente in unserem Körper im Gleichgewicht zu halten, ist ein bewusster Umgang mit unserem Körper durch gesunde Ernährung und ausgewogene Bewegung ebenso wichtig wie die Einbindung in ein funktionierendes, liebevolles psychosoziales Umfeld.

Das Gleichgewicht der Elemente ist der Optimalzustand. Wenn Defizite und ein Ungleichgewicht entstanden sind, ist es erstmal wichtig, dies zu erkennen.

Die Systemische Erlebnistherapie bietet durch die enge Verknüpfung mit der Natur die Möglichkeit, sehr schnell und deutlich zu erkennen, wo die Ressourcen und auch Defizite liegen. Da der menschliche Körper als Einheit betrachtet wird, kann auf allen Ebenen gearbeitet werden. Wenn wir uns darauf einlassen, uns von der Natur als „Therapeutin" begleiten zu lassen, wird sie uns auf ihre sehr einfache und liebevolle Art schnell zu unseren Themen führen, um eine Lösung zu finden. Denn das Gleiche, was sie in Bezug auf die äußere Elementen schafft, die Wiederherstellung von Harmonie, bewirkt sie auch im menschlichen Körper, denn dieser ist ein Teil von ihr!

Elementare Verschreibungen als Methode der Systemischen Naturtherapie nach Astrid Habiba Kreszmeier können auch die in der Systemische Erlebnistherapie die zur Heilung erforderlichen Prozesse unterstützen und bekräftigen.

Durch die Heilung des eigenen Körpers (Körper-Seele-Geist-Verstand) in Wechselwirkung mit der Natur entsteht zugleich auch die Heilung und Harmonisierung von Mutter Erde.

Das Ziel der Systemischen Erlebnistherapie ist es, dass Menschen wieder in diese Einheit zurückfinden, dass sie sich wieder als Teil des Ganzen erleben und damit einhergehend auch die kreativen schöpferischen Qualitäten in sich wieder erwecken.

Lieder und Mantras für die Elemente aus verschieden Kulturen

Alle Elemente

- **Wind and Rocks, Fire and Rain**
  When we are gone, they will remain, wind and rocks, fire and rain.
  They will remain, when we return, the wind will blow and the fire will burn.
- **Tall Trees**
  Tall trees, warm fire, strong winds, deep water.
  I feel it in my body, I feed it to the source.
- **O, Great Spirit**
  O, Great Spirit, Earth, Wind, Fire and Sea,
  You are inside and all around me.
- **Fire Within**
  Wind Spirit sing above, Earth Spirit deep below.
  Water dancing with the moon, Fire within me!
- **Jeder Teil dieser Erde**
  Jeder Teil dieser Erde ist meinem Volk heilig (4x, Kanon)
- **Tierra mi cuerpo**
  Tierra mi cuerpo, agua mi sangre, aire mi aliento, fuego mi espiritu.
  Erde mein Körper, Wasser mein Blut, Luft mein Atem und Feuer mein Geist.

Erde

- **The Earth is our Mother**
  The Earth is our Mother, we will take care of her,
  The Earth is our Mother, we will take care of her.
  II: Hey yunga ho yunga hey yung yung. **:II**
- **Mother I feel you**
  Mother I feel you under my feet, mother I hear your heart beat.
  Heya, heya, heya, heya hoyo.
  Heya, heya, heya, heya hoyo.
- **Jaya Jaya Devi Mater**
  Jaya ,Jaya, Devi Mater, Na-ma-ha.
  Jaya ,Jaya, Devi Mater, Na-ma-ha.
- **Erde meine Mutter (Kanon)**
  II: Erde meine Mutter, Himmel mein Vater. **:II**
  II: Feuer, Erde, Wasser und Luft. Ich bin! **:II**

An die Erde

Tief im Schoße Deines Reiches
hältst und nährst Du alles Sein.
Bäume, Pflanzen, Blumen, Gräser
Leben, sei es noch so klein
ist geborgen und behütet,
ruht in Deinem Lebensraum

Mutter Erde, sanft und liebend
wiegst die Samen Du im Traum
Bis sie wachsen und erwachen
um in Stärke aufzugehen.
Fest verwurzelt und gehalten
dem Licht in Kraft entgegensehen.

(A. Wittwer, 2023)

Wasser

- **Mihiayun**
  Mihiayun, Mihiayun, Mihiayun, Mihiayun, Oh oh
  Hey weyo hey, hey weyo ha, weyo hey, weyo hey, weyo ha, weyo hey.
- **The River is Flowing**
  The river is flowing, flowing and growing, the river is flowing, back to the sea
  Mother Earth carry me, your child I will always be,
  Mother Earth carry me back to the sea.
- **We all come from the Goddess**
  We all come from the Goddess, and to her we shall return,
  like a drop of rain, flowing to the ocean.

Wasser

Aus Quellgestein ganz sanft entsprungen,
die Kraft des Lichts hat dich verführt,
bist du ins Erdreich eingedrungen,
vom Duft der Pflanzen angerührt.

Ganz fröhlich plätschernd bahnst du dir
den Weg durch Wälder und Gestein,
ziehst schnell vorbei an Gras und Tier,
der Schwerkraft folgend ganz allein.

Dein Ziel liegt noch in weiter Ferne,
bis dahin gibt es viel zu tun:
als Lebensspender gibst du gerne
dein Nahrungsstrom wird niemals ruhn.

Du tränkst die Wiesen, nährst die Bäume,
Insekten trinken deinen Tau
Wasseroasen schenken Träume
von Üppigkeit und Ackerbau.

Du gibst so viel, du schenkst uns Leben,
wie sollen wir dir dankbar sein?
Was können wir dir wiedergeben,
selbst unsre Liebe ist zu klein!

Margit Weith, 04.07.2019

Feuer

- **Step into the holy Fire**
  Step into the Holy Fire, step into the Holy Flame.
  If this is your real desire, you can call my Holy Name.
- **Sunrise**
  Sunrise over the mountain, spreading your light over the land.
  Sunrise another new morning, we celebrate with love in our hearts.
- **Firechild**
  Light streaming, light streaming, making my Firechild grow.
  Light streaming, light streaming, making my Firechild grow.
  Firechild sing, Firechild dance, Firechild you'll be mine.
  Firechild sing, Firechild dance, Firechild you are mine.
- **Rise up o Flame (Kanon)**
  Rise up o flame by the light glowing, bring us to beauty, vision and joy.

Feuer

Knisternd, lodernd Funken sprühend,
aufgepeitscht voll Energie,
Holz und Kohle schnell verglühend,
Zauberwandlung durch Magie.

Die Materie transformierend,
neue Formen und Substanz,
doch Essenz kann nicht verlieren
innres Leuchten, stillen Glanz.

So entsteht ein neues Leben
durch des Feuers wilde Macht,
ein Zurück wird's nicht mehr geben,
wenn das Wunder ist vollbracht!

Manchmal scheint das Leiden sinnlos,
denn Veränderung macht dir Angst,
der Verlust stürzt dich ins Chaos
bis Vertrauen du erlangst.

Voller Zuversicht und Liebe-
durch Verwandlung spürst du sie –
näherst dich dem letzten Siege:
gibst dich hin der Alchemie.

Und im neuen Glanz erstrahlet,
was der Schöpfergeist erdacht
durch Kreativität bezahlet
wird Ursubstanz ans Licht gebracht.

M. Weith, 02.07.2019

Luft

- **Der Himmel geht über allen auf**
  Der Himmel geht über allen auf, auf alle über, über allen auf. 2x (Kanon)
- **Spirit of the Wind**
  Spirit of the wind carry me, spirit of the wind carry me home,
  Spirit of the wind carry me home to myself.
- **Fly like an Eagle**
  Fly like an eagle, flying so high, circeling the universe, on wings of pure light (je 2x)
  Hey witschi tai, tai, witschi tai-o, hey witschi tai, tai, witschi tai-o.(je 2x)

Wind

Leise wogt das Meer von Gräsern, durch leichten Hauch ganz sanft bewegt.
Blätter zappeln an den Ästen, von zartem Windstoß schnell erregt.
Stärker wird das leichte Brausen, die Kraft nimmt zu, der Druck wird hart.
Der Tanz wird schneller, intensiver, mit Lust zur Wildheit jetzt gepaart.
Schon spürt man durch die Lüfte schwingen, wie unheilvolle Kräfte walten,
die Vögel hören auf zu singen, was lose ist, kann sich nicht halten.
Herumgewirbelt und zerbrochen wird alles, was nicht widersteht.
Ganz unbarmherzig wird gebrochen, was der Gewalt im Wege steht.
Doch die Zerstörung hat ein Ende, denn nichts kann durch Gewalt entstehn.
Sie muss dem Frieden wieder weichen und alles wird erneut erblühn.
Die Liebe wird zurückerobern, was einst durch Leidenschaft zerstört,
und endlich wird der Sinn verstanden, wenn man die Botschaft richtig hört.

Margit Weith 04.05.2016

Geschichte die weitererzählt wird.

Die Geschichte der Elemente / Streit der Elemente

Von der Insel La Palma , einer der kanarischen Inseln, gibt es eine Sage von einem Riesen, der vor der Besiedlung der Menschen die Insel bewohnte. Der Vulkankrater war sein Zuhause, er nutzte die Flüsse, um darin zu baden und die Felsen des höchsten Berges dienten ihm als Aussichtspunkt, um die Insel zu überblicken. Er liebte es, die Kräfte der Natur zu beobachten, wie sie sich gegenseitig bekämpften. Wenn die heiße Lava ins Meer floss, um dort zu erstarren, um wieder ein Stück neues Land zu erobern, und das Meer versuchte, mit seinen gewaltigen Wellen den Lavastrom zurückzudrängen. „Wer ist der Stärkere von euch beiden?", wollte der Riese wissen. Nachdem sie sich nicht einigen konnten, wer der Stärkste sei, fragten sie den Wind. Der behauptete ganz siegessicher, dass er der Stärkste sei. „Ich beherrsche die beiden anderen, denn ich kühle mit meinem Atem die Lava ab und peitschte die Wellen des Meeres auf!". Nun kam auch noch die Erde zu Wort, die in ihrer sanften Art erklärte, dass sie die Stärkste sei, weil sie alles Leben entstehen lasse.

Nun entbrannte ein erbitterter Streit zwischen den vier Elementen, und der Riese amüsierte sich köstlich darüber. In der Nacht hatte er dann einen Traum von einer Krähe, die ihn für sein Verhalten kritisierte, dass er die Elemente herausgefordert hatte, sich gegenseitig zu bekämpfen. „Ich wollte doch nur herausfinden, wer der Stärkste ist", verteidigte sich der Riese. Da empfahl ihm die Krähe, die Sonne und den Mond zu fragen. Ihre Antwort war: **„Wahre Stärke besteht nicht darin, zu zerstören, sondern etwas Neues zu erschaffen. Nur im Zusammenspiel schaffen die Elemente neues Leben, und das ist das Größte, was es gibt!"**

Am nächsten Tag brachte der Riese die Botschaft seines Traums zu den Elementen, die immer noch in heftigem Streit lagen. Aber sie glaubten ihm nicht. Die Lava behauptete immer noch, dass sie das ganze Land der Inseln erschaffen habe, das Meer war sich sicher, dass ohne Wasser nichts existieren könne, und der Wind erklärte, dass ohne ihn die Wolken keinen Regen auf die Inseln bringen könnten und die Samen der Pflanzen kein Wasser bekommen würden. Nur die Erde schwieg zunächst. Dann verkündete sie:

„Es stimmt: Das Feuer der Vulkane hat die Inseln erschaffen und sie mit Wärme versorgt, das Meer ist voller Leben und nährt die Insel, aber erst durch die Kraft der Sonne kann sein Wasser verdunsten und Wolken bilden, die der Wind über die Inseln treibt, damit sie dort abregnen können. Damit werden die Samen, die der Wind über die ganze Insel verteilt, mit Wasser versorgt. Und ich nehme die Samen auf und gebe noch Nährstoffe dazu, die ich aus der Asche der Vulkane erhalte."

Da erkannten die Elemente, was die Erde ihnen sagen wollte: **Nur mit vereinter Stärke waren sie fähig, Leben zu erschaffen.**

Über diese harmonische Einigkeit der Elemente war der Riese nicht sehr glücklich und er stachelte sie erneut an. „Ich bin der Stärkste von euch, denn ich kann euch beherrschen! Ich nehme mir so viel Wasser, wie ich will, um darin zu baden, ich ernte all die Pflanzen und Früchte, die wachsen, um mir den Bauch vollzustopfen, ich wärme mich in den warmen Vulkansteinen, reiße Bäume aus und schleudere Felsen ins Meer, wenn ich Lust dazu habe!"

Da begann die Erde plötzlich zu beben und das Meer erhob sich mit gewaltigen Wellen, der Wind peitsche sie auf das Land und der Vulkan sprühte einen heißen Lavastrom bis vor die Füße des Riesen. Von Panik ergriffen flüchtete er auf den höchsten Berg und versprach, sich nie mehr mit den Elementen anzulegen, sondern sie zu achten und ewig dankbar zu sein für das Leben, das sie erschufen.

Und wenn Du in La Palma in Stille in die Natur gehst, so kannst Du Glück haben und den friedsamen Riesen begegnen.

Vgl. Fingerling, 2014

Was bedeutet „Naturräume und deren elementare Kräfte"?

Wenn wir von Naturräumen mit ihren elementaren Kräften sprechen, meinen wir Naturräume, in denen die Elemente Erde, Feuer, Wasser und Luft in ihrer Verbindung wirken. Die Wirkung der Elemente ist nicht nur physisch, sondern auch feinstofflich und energetisch vorhanden. Die Schwerpunkte können ganz unterschiedlich sein: Bestimmte Orte werden stark von einem oder zwei Elementen dominiert. Zu jeder Zeit finden wir in Naturräumen aber immer Facetten aller vier Elemente vor. Auf dieser Basis können wir in der therapeutischen Arbeit die heilenden, transformierenden Kräfte des jeweiligen Elementes als Beitrag zur Heilung annehmen, um diese bitten, begleiten – oder einfach nur wahrnehmen, denn Naturräume wirken auch ohne ein aktives Zutun. Mit einer achtsamen Begegnung und durch ein bewusstes, dosiertes Einsetzen dieser Kräfte kann Systemische Erlebnistherapie unterstützend und wirksam zum gewünschten Effekt beitragen.
Ein Militärdekan auf der Insel La Palma sagte nach einer Exkursion mit PTBS belasteten Soldaten: „Mediziner verschreiben die Dosis von Medikamenten in Kliniken, in der Natur verschreiben Systemische Erlebnistherapeuten und Erlebnistherapeutinnen die Dosis von Erlebnissen in Naturräumen mit ihren elementaren Kräften."

Was sind „Luft-Plätze", ein „Süßwasser-Raum" und was hat das mit diesem Buch zu tun?

Begriffe wie „Luft-Platz", „Süßwasser-Raum", „Feuer-Insel" oder „Erdreich von Mutter Natur" stehen für Naturräume, bei denen ein Element ganz besonders stark im Fokus steht, das dort besonders stark wirkt und die anderen Elemente dominiert. Solche Räume werden vorzugsweise dann aufgesucht, wenn wir ein ganz bestimmtes Ziel haben: So kann die Beobachtung eines Flusses durch das Element Wasser in uns einen Prozess des „Fließens" und „Loslassens" bewirken, eine weite Aussicht auf einem Berggipfel uns zu Klarheit, Vision und Weitblick verhelfen oder eine Erfahrung mit der Erde uns buchstäblich „erden."

In diesem Buch werden wir eben diese speziellen Naturräume, die wir mit Klienten und Klientinnen bewusst aufsuchen, näher betrachten, beschreiben und mit Ihnen teilen, welche Erfahrungen und Beobachtungen wir im Rahmen unserer therapeutischen Arbeit machen durften.

Kommen Sie mit uns mit auf eine spannende Reise – und erfahren Sie ...

... was wir in der Begegnung mit der Erde erleben durften
... was wir in der Begegnung mit dem Feuer erleben durften
... was wir in der Begegnung mit dem Wasser erleben durften
... was wir in der Begegnung mit der Luft erleben durften
... was wir in der Verbindung mit den Elementen erleben durften

In der Begleitung von Menschen in der Natur sucht der Systemsiche Erlebnistherapeut / die Systemische Erlebnistherapeutin bewusst spezielle Naturräume aus, um den individuellen Prozess zu unterstützen. Alternativ kann der Klient / die Klientin auch selber den Naturraum wählen, in dem der Prozess stattfinden soll. Gerade in Zeiten von Kontaktbeschränkungen sind viele Menschen in ihrem nahen Umfeld in die Natur gegangen und haben sich von einem Baum, dem Wald oder dem Bach hinter dem Haus führen lassen.

Zwischen den Einheiten erhalten Klienten und Klientinnen sogenannte „elementare Verschreibungen", was bedeutet, dass sie sich für eine bestimmte Zeit mit einem Element bewusst und intensiv in Kontakt treten.

In der Gruppe, im System – ich nenne es auch gerne „Schwarm"- hält die ganze Gruppe die gemeinsamen Themen. Diese zeigen sich oft erst auf dem gemeinsamen Weg.

Das Kollektiv der Gruppe gibt die Richtung an, die Systemischen Erlebnistherapeuten und Erlebnistherapeutinnen unterstützen mit entsprechenden Methoden, so dass diese Kraft einen Raum bekommt, Themen sich zeigen und aufgelöst werden können. Jede Intervention wirkt dabei für die gesamte Gruppe. Ein Austausch in Gesprächsrunden wird von den Systemische Erlebnistherapeuten und Erlebnistherapeutinnen angeleitet und von guter Gesprächsführung begleitet.

Heilprozesse in Naturräumen und ihre elementaren Kräfte

In unserer Arbeit in der Natur versuchen wir nicht zu überleben, sondern wir üben und lehren das „Erleben in der Natur".
Jeder Naturraum, jedes Element hat seine Kraft und jede Begegnung, jedes Verbinden mit den Naturräumen / Elementen hat seine Wirkung.
In der Systemischen Erlebnistherapie setzen wir uns einerseits mit den aktuellen Themen auseinander, die sich zeigen und andererseits bitten wir die Naturkräfte, uns in dem nächsten heilsamen Schritt zu unterstützen.
Dies erleben wir ganzheitlich und mit allen Dimensionen – der seelischen, körperlichen, geistigen und mentalen Dimension – ganz verbunden und angebunden an die Kräfte der Natur, die Kräfte der Erde und des Kosmos sowie des Himmels.
In diesem „Eingebettet-sein", in diesem Rahmen und in diesem Urvertrauen sehen wir uns in der Begleitung von Entwicklungsprozessen in der Natur, als „Hütende", Übersetzende, Impulsgebende, Zeugnisgebende und Begleitende.
Fachlich ausgebildet sind wir Experten für die Zeichen der Natur, für Symbole, die Zeichen der geistigen Welt, der Tiere und der vielen anderen wunderbaren Wesen, Energien und beseelten Dinge dieser Welt und der Anderswelt. Die Kräfte reichen vom Erdinneren bis weit in den Kosmos, vom Kleinen ins Große und finden in einem inneren sowie in einem äußeren Setting statt.
Wenn wir den Raum, die Türe, das Tor öffnen und uns Themen anschauen, können wir diese anderen Kräfte hinzuziehen.
Diese sind klar, direkt, intensiv und wahr.
Das Erkennen, in den Dialog gehen und die Auseinandersetzung mit diesen Kräften sind die Aufgaben des Systemischen Erlebnistherapeuten / therapeutinnen. Dieser oder diese kennt sich in den Rhythmen der Natur aus, weiß um spirituelle Gesetze und hat ein umfassendes Wissen rund um Naturschutz, Sicherheit sowie Regeln für den Aufenthalt in der Natur. Ebenso besitzt der Therapeut / die Therapeutin ein großes Fachwissen im Bereich der Krankheits- und Störungsbilder.
Das viel wichtigere Feld, in dem alle Systemischen Erlebnistherapeuten sehr gut aufgestellt sind, umspannt das, was wir Intuition und Einfall nennen, ebenso das tief in unsere Körperzellen gespeicherte „Alte Wissen".
Wir nennen es „Körperzellen-Gedächtnis" und „Traum oder Visionsbewusstsein", wir nennen es „kollektive Speicherungen und Erinnerungen" und – wie ich es gerne nenne – „Innenschau in die Tiefe der Seele".
Wir alle haben einen göttlichen Funken, den Lebensfunken, sind beseelt und spüren eine Verbindung mit allem, was ist.
Die Gesellschaft und die industrialisierte Welt lenkt uns von dieser Innenschau ab, sie fordert das gleichzeitige Wahrnehmen von mehreren Reizen, in einer Anspannung zu sein und das Aufnehmen möglichst vieler Informationen. Dazu kommen gesellschaftliche Richtungen und

Energiewellen, wie die von kommerziellen Ereignissen wie z.B. beim Fußballs, die Einflüsse des ständig laufenden Fernsehers, die Überflutung an Nachrichten in sozialen Netzwerken und Messenger Diensten, die Computerwelten usw.
Die Gesellschaft lebt meinst noch in einem Zustand der Angst, einer eigenen, vielleicht geschürten Angst. Momente der „Stille" sind so gut wie nicht zu finden; und wenn wir diese Momente suchen, brechen wir auf, um sie in einer Kirche, einem Kloster, einem Stille-Retreat oder im Urlaub weit weg von unserem Alltag zu finden.
Angst ist eine Emotion, die die Reaktionen Kampf und Flucht, später dann Ohnmacht und Schock (tot stellen) in uns auslöst.
Ich frage mal ganz ergebnisoffen: Wovor rennen wir alle weg?
Dieses spannende Thema ist sehr wichtig und es lohnt sich, es genauer anzuschauen.
Dazu schreiben wir später mehr.

Mir ist es wichtig, zu zeigen, aus welchen Räumen die Menschen kommen, wie wir seit Jahrzehnten leben und wie wir unsere Seele, Nerven und Emotionen strapazieren. Auch, dass wir in einem schleichenden Prozess, ohne es zu merken, in „Hamsterräder" geraten sind, in denen wir laufen und dabei vielleicht denken, wir liefen nach oben.
Wenn wir im Rahmen der Systemischen Erlebnistherapie in die Natur gehen, unterstützen wir die Menschen Abstand zu den alltäglichen Bewegungen zu gewinnen; dies in ihrem Tempo und mit ihren eigenen notwendigen Schritten. Wir gehen bewusst in die Gegenbewegung, wir sind Vorbilder, wir leiten gezielt Vorbereitungsübungen an (siehe auch Kapitel „Methoden"), führen in den Naturraum ein und halten den Rahmen so, dass der Mensch seine Begegnungen mit und in der Natur erleben kann.
Interventionen und eine ganze Reihe an „Handwerkszeug" der Systemischen Erlebnistherapie, das wir über die vielen Jahre entwickelt, erfahren und mit anderen Methoden kombiniert haben.
Die Naturräume und ihre elementaren Kräfte sind immer die wirklichen Heiler, Unterstützer und Helfer.
Wir, die Systemischen Erlebnistherapeuten und -therapeutinnen sehen uns als Brücke, Übersetzende und Deutende, die den Menschen zur Seite stehen und Begleiten.
Unsere Aufgabe ist es, in der Begleitung so rein, so wach wie möglich wie wir nur sein Können zu sein und auf alle möglichen Signale und Zeichen zu achten. Dies ist eine enorme wache Leistung. Aus diesem Grunde sind wir oft zu zweit oder dritt unterwegs.
Um Menschen erlebnistherapeutisch in Naturräume zu begleiten, braucht der Systemische Erlebnistherapeut / -therapeutin eine professionelle Haltung, vielfältige Erfahrungen in beruflicher und auch persönlicher Hinsicht.
Auch wir, die Therapeuten und Therapeutinnen befinden uns während einer erlebnistherapeutischen Begleitung im Feld der Naturkräfte und wir wirken dort mit unseren eigenen Themen mit. Es ist unabdingbar, dass wir dies mit unserem fachlich professionellen Auge jederzeit im Blick behalten, insbesondere dann, wenn wir tief in die Naturräume eintauchen.

Wir sprechen schon eine ganze Weile von Naturräumen: Wir begleiten Menschen in die Naturräume Wald, süßes Wasser, Berg, Meer, Vulkan, Stein, Höhle, Insel, Kosmos. Wir werden nun genauer auf diese Naturräume und ihre archetypische Wirkung eingehen.

Im folgenden Abschnitt werden die am häufigsten während der Begleitung in die Natur erlebten Naturräume mit ihren unterstützenden Kräften vorgestellt:

Die Elemente und ihre therapeutischen Potentiale auf uns Menschen

Wasserräume

Das tiefgründige und lebenspendende Element Wasser wird assoziativ häufig mit der Ursuppe, dem Weiblichen, dem Beginn allen Lebens, aber auch mit dem Chaos verbunden. Wogende Wellen, spritzende, tiefe Gewässer und strudelnde, tropfende Quellen. Wasser hat eine unendliche Vielfalt.
Das stille Wasser spiegelt uns unser Gesicht. Das Spiegelbild unseres eigenen Antlitzes. Im Sehen des Selbst beginnen die ersten Schritte der Selbsterkenntnis.
Wie alle Elemente hat auch Wasser eine helle und eine dunkle Seite. Es spendet Leben und es kann Leben mit einem Schlag verschlingen.
Wasser reinigt, es hat die Kraft, Schmutz aufzunehmen und fortzuspülen. Dieser Reinigungsprozess wirkt auf der materiellen, emotionalen, mentalen und geistigen Dimension. Wasser ist das Element, das die Gefühle unterstützt und bekräftigt.
Wasser ist ein wichtiger Träger von Spurenelementen, die für das Wohlergehen unseres Körpers bedeutsam sind.
Wasser verändert seine Kristalle. Ich kann diese energetisch mit einfachen Worten wie Bitte und Danke aufladen, oder z.B. mit Musik von Mozart (Dr. Masaru Emoto).
Das Schwingungsfeld des Wassers verbindet sich mit dem Schwingungsfeld des Menschen, der auch zum Großteil (ca. 75 %) aus Flüssigkeit besteht – genau so viel Wasser wie wir anteilig auf dem Planeten Erde haben. Geordnete Schwingungen stärken das Heile, das Geordnete in uns.
Im Reich der Elementarwesen zeigt sich ebenfalls eine breite Vielfalt. Der Sehende kann an den Seen und Flüssen Wassermänner und Nixen wahrnehmen, Undinen als Meereskräfte.

Hinweis: Vorsicht bei der Dosierung des Wasserelementes. Gefühle können auch „überschwemmen" und in die Dissoziation führen. Stabilisierungsübungen, die ins Hier und Jetzt holen, sind im Kontakt mit dem Wasser, dem Element des Emotionalen, unterstützend und immer ein gutes Werkzeug in der Systemischen Erlebnistherapie.

Wasserfall:
Klarheit
Wasser reinigt, es hat die Kraft, Schmutz aufzunehmen und fortzuspülen. Durch die rituelle Reinigung wird das Alte abgewaschen, und wir entsteigen frisch und neu dem Bad der Gumpen oder der Dusche des Wasserfalls.

Unterstützend bei Prozessbegleitungen mit folgenden Themen:
Loslassen, Mut, Übergang, Ins Tun kommen, Energie, (nicht abstürzen)
Unterbewusstes

Kontraindikativ bei:
Suizidgefährdung

Verdunstungen / Morgentau:
Unterstützend bei Prozessbegleitungen mit folgenden Themen:
(Lebens-)Kreislauf, Reinheit, Übergang, Loslassen, Transformation, Neubeginn, Klarheit, Sterbebegleitung/Trauerarbeit, Orientierungssuche ,Traumata, Neurosen, körperliche Krankheiten
Unterbewusstes

Kontraindikativ bei:
Es ist mir nichts bekannt. (Hier rate ich nur zu Vorsicht, da der Morgentau sehr nässend ist, und beim Schlafen in der Natur während der Nacht auch zu manchen Zeiten einfrieren kann. Schlafsäcke und Biwaksäcke sollten vor dem Verpacken erst gut getrocknet werden.)

Grundwasser:
Unterstützend bei Prozessbegleitungen mit folgenden Themen:
Orientierungssuche, familiäre Themen, Traumata (Flüchtlinge, ...), Paarthemen, Burnout, Migration , Herkunftsfamilie, Stabilität, Grundbedürfnisse, Vertrauen, Nahrung, Selbstfindung
Unterbewusstes

Kontraindikativ bei:
k. A.

Nebel / Wolken:
Eine Zeit lang im Nebel sein kann dazu führen, keine klare Entscheidung zu finden. Eine Zeit im Nebel bedeutet, in einem Zwischenraum zu sein. Die Freude, wieder einen klaren Blick zu haben, wenn sich der Nebel gelichtet hat, hilft bei der Entscheidungsfindung.
Das Herausfahren aus Wolken und Nebelfeldern bedeutet auch, sich aus depressiven, negativen Themen, aus Traurigkeit herauszubewegen.

Nach einer heißen Sonnenphase kann Nebel aber auch erfrischend und abkühlend wirken. Die eigene Resonanz, das eigene innere Bild weist den Klienten oder die Klientin darauf hin, was er oder sie gerade braucht.

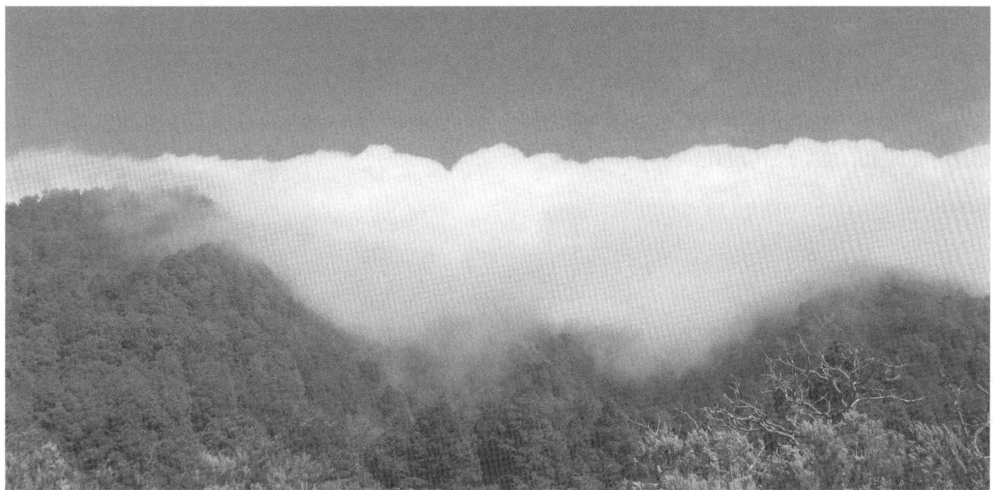

Nebelwasserfall La Palma

Nebel:
Unterstützend bei Prozessbegleitungen mit folgenden Themen:
Weg zur Klarheit, Gedanken/Gefühle sortieren, Orientierung, begleitet sein

Kontraindikativ bei:
Depressionen (Nur mit klarer Diagnostik! Kann der Klient / die Klientin Klarheit aushalten?)

Gewitter:
Unterstützend bei Prozessbegleitungen mit folgenden Themen:
Angst, Trauma, Sicherheit und Schutz, Begleitung, Powerinstrument für Entscheidung

Kontraindikativ bei:
Entladung von Aggression, Wut

See:
Unterstützend bei Prozessbegleitungen mit folgenden Themen:
Stille, Ruhe, Entspannung, Weite, Tiefe, Freiheit, Einheit

Kontraindikativ bei:
Zu viel negativer Energie, Melancholie

Quelle:
Quellen symbolisieren Lebendigkeit. Wir gehen z.B. in Resonanz mit unseren eigenen Energiequellen. Kindlicher Übermut wird herausgekitzelt, Demut findet Raum. Die Begegnung mit und an Quellen gibt die Möglichkeit, sich mit dem Strom der Schöpfung zu verbinden.
Das frische Wasser verdeutlicht Reinheit, Unverfälschtheit und Energie. Es führt uns zur Fülle.
Im Reich der Elementarwesen zeigt sich eine breite Vielfalt. Der Sehende kann an den Quellen Nymphen wahrnehmen.

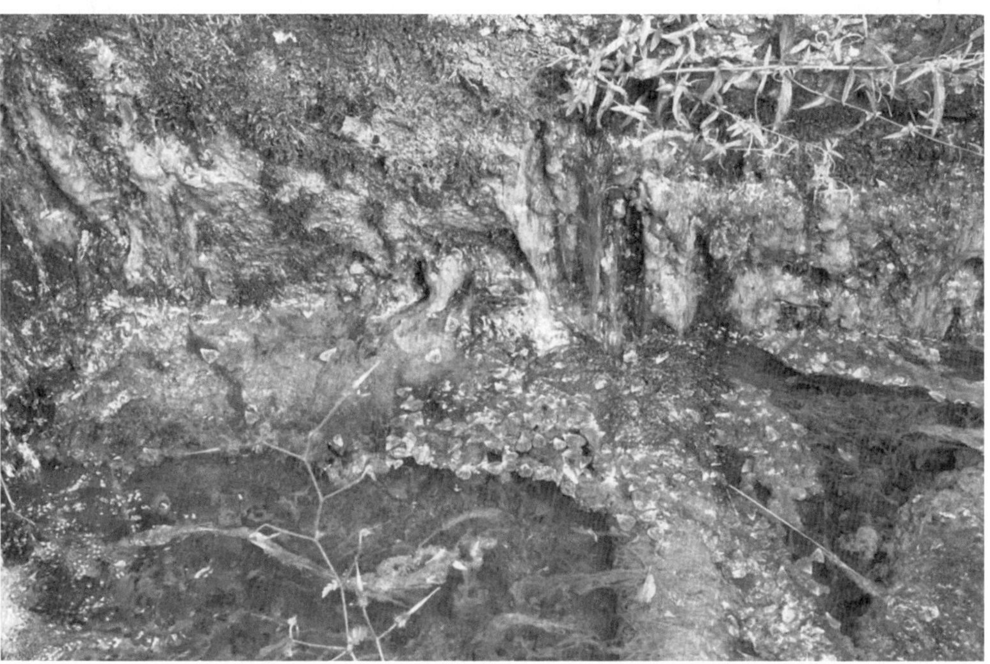

Nethequelle und Bach in Neuenheerse

Die Quelle ist ein Symbol für die Fruchtbarkeit, ein Zurückgehen zum Ursprung (z.B. in den Mutterleib) und die Möglichkeit der geistigen Erneuerung.

Unterstützend bei Prozessbegleitungen mit folgenden Themen:
Ursprung, Wurzeln, Herkunftsfamilie/Stammbaum, Antrieb, Leben, Aufbruch, Wachstum, Kinder, depressive Züge, Trauerarbeit, Burnout, kirchliche Jugendarbeit, neurotische Personen, Segnungen

Kontraindikativ bei:
k. A.

Wildbach/Bach:
Unterstützend bei Prozessbegleitungen mit folgenden Themen:
Reinigung, Vertrauen, Loslassen, Neubeginn, Umbruch, Umgestaltung

Kontraindikativ bei:
Sinnsuche, Festigung

Fluss:
Der Fluss ist ein Symbol für die fließende seelische Dynamik oder für Emotionen, die gestaut und verschüttet sein können.
Der Klient / die Klientin kann den Fluss entweder zur Quelle oder bis zu seiner Mündung in das Meer verfolgen. Wasser ist das Element der Gefühle. Psychosomatische Beschwerden werden gelindert. Wasser als Lebenslauf hat eine enge Beziehung zum Unbewussten. Es erfrischt, reinigt, belebt und gibt uns Klarheit.

Beispiel: Am Fuß der Caldera in La Palma sickert das Wasser nach und nach in den Untergrund. Das Flussbett wird trocken. Der Fluss fließt unterirdisch weiter: Verdrängte Gefühle, emotionale Konflikte können hier gespürt werden. Dieser Platz kann uns mit abgespaltenen Emotionen in Kontakt bringen.

Unterstützend bei Prozessbegleitungen mit folgenden Themen:
Loslassen, Angst, Zwang, Einsamkeit, Depression (leicht, mittelgradig), Ruhe finden, Kinder und Jugendliche, Erwachsene, Biographiearbeit

Kontraindikativ bei:
Schweren Depressionen(Suizidalität), Festigung, Anbindung

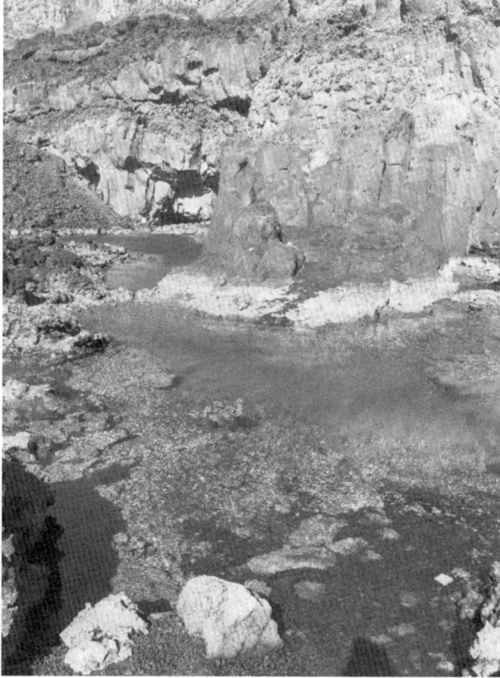

Heilige Quelle in Lava Höhlen La Palma

Eis/Gletscher:
Unterstützend bei Prozessbegleitungen mit folgenden Themen:
Festigung, Ausblick, Herzöffnung, Anbindung, Langsamkeit, Gefühle schmelzen Vertrauen, Sinnsuche (an der Schwelle)

Kontraindikativ bei:
Weiterentwicklung, Bipolarität, Borderline Störung, Suizidalität

> *„Liebe fließt in uns,*
> *Liebe fließt durch uns,*
> *Liebe fließt aus uns.*
> *Liebe kann nicht halten,*
> *sie ist zum Fließen bestimmt.*
> *Wir fließen in Liebe gemeinsam.*
> *Wir* ***sind*** *diese Liebe.*
> *In Liebe* ***sein.****"*

Meer
Naturraum Meer:
Aus dem Meer entstammt alles Leben dieser Erde, und so ist das Meer das größte Sinnbild für Geburt und Schöpfung (Große Mutter). Wesentliche Stichworte sind:

- Geburtswasser
- große Weite
- Kraft, aus der alles kommt
- Schöpfung, Neu- / Wiedergeburt
- verschlingend

Die Hauptresonanz liegt im emotionalen und mentalen Bewusstsein. Das Meer kann tief Verborgenes plötzlich ans Licht spülen.

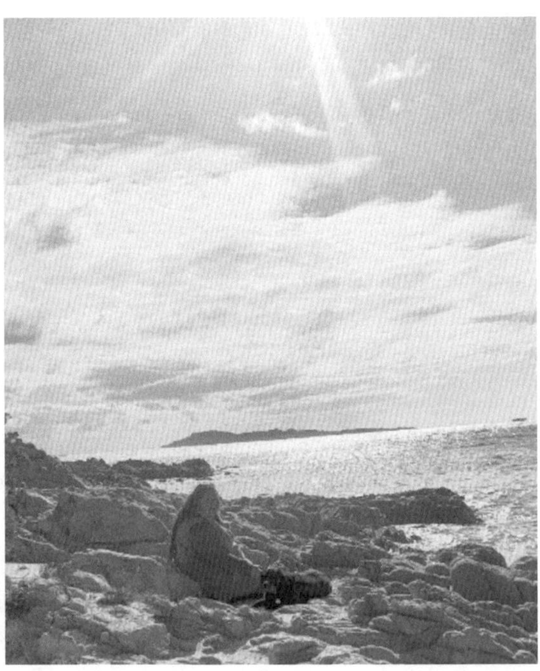

Urmutter, Mittelmeer, Sardinien

Wellenbewegungen erinnern an den Rhythmus von Geben und Nehmen und gestalten dabei die Grenze immer wieder neu.
Träume vom Meer werden als Fantasien über das vorgeburtliche Leben im Fruchtwasser interpretiert. Die Rettung aus dem Wasser sei die Geburt.
Das Meer steht als archetypisches Symbol für Emotionen, aber auch für das Unendliche und Übermächtige.
Das Meer unterstützt Themen rund um die Mutterschaft und Mutterbeziehung (existentielle Sicherheit, Schutz, Vertrauen, Nahrung, eigene Identität ausbilden).
Die Bewegung hin zum Leben bringt auch seine Polarität, den Kontakt mit Toten mit sich. Wir können uns gezielt mit den Ahnenkräften verbinden.
Der vernichtende, verschlingende Aspekt des Meeres, der in Mythen oft als grausames, alles in die Tiefe ziehendes Seeungeheuer dargestellt wird, scheint im menschlichen Unterbewusstsein zu wirken. Es ist aus diesem Grund nicht ratsam, Menschen in akuten Krisensituationen aufs Meer zu begleiten.

Das Meer – die ideale Metapher für eine Vision
Sachliche Argumente, die verständlich sind, sich nicht widersprechen und greifbare Dinge beschreiben, sind wichtig, um zu validen Ergebnissen zu gelangen. Mit diesen eher technischen Beschreibungen erreicht man jedoch nicht die Herzen der Menschen. Begeisterung schafft die entsprechenden Visionen. Leider werden Visionen an sich manchmal denunziert: Wer Visionen hat, sollte zum Arzt gehen. Damit einem die Vorteile einer Vision trotzdem zur Verfügung stehen, sollte man sich deren Mächtigkeit von Zeit zu Zeit bewusst machen. Als Beispiel für eine Vision dient das Meer als ideale Metapher. Die Vision ist ein Schnappschuss der Zukunft. Hier wird die Welt so festgehalten, wie Visionäre sie sich vorstellen. In einer Zeit, in der ein Computer ein ganzes Gebäude gefüllt hat, brauchte es einiges, um sich einen Computer in jedem Haus vorzustellen. Auch wenn das mit den heutigen Laptops, Tablets und Smartphones rückblickend ein bescheidener Blick in die Zukunft scheint. Gleichzeitig denken wir heute bereits weiter. Implantierbare Chips und Roboter könnten in Zukunft viele Aufgaben übernehmen, die wir uns im Moment noch nicht vorstellen können.
Was macht das Meer zur idealen Metapher für eine Vision?

Horizont
Der Blick auf das Meer wird durch das Wasser und den Himmel bestimmt. Der Horizont, der Strich zwischen den beiden, ist dabei knapp 5 km entfernt. Das Besondere ist die Tatsache, dass man sich ihm einerseits nähern kann, aber diese Sichtgrenze gleichzeitig entsprechend weiter wandert. Damit ist der Horizont unerreichbar, genau, wie es eine Vision sein sollte.

Weite
Steht man am Meer, wird man überwältigt von der Weite. Unser Gesichtsfeld reicht nicht aus, um das Panorama mit einem Blick zu erfassen. Wir müssen unseren Kopf drehen, um das gesamte Bild zu überblicken. Die Vision sollte so offen sein, dass sie auf den ersten Blick nicht erfasst werden kann. Sie sollte inspirieren, damit man beim Durchdenken immer neue Aspekte entdeckt.

Unerreichbarkeit
Die Größe des Meeres können sich Betrachter nicht vorstellen. Selbst an einem großen See erscheint die Küste hinter dem Horizont unerreichbar. Die Vision wirkt auch durch ihre Ferne, durch das Gefühl, dass sie jenseits von jeglichen praktischen Möglichkeiten zu liegen scheint. Entscheidend ist die Vorgabe einer grundsätzlichen Richtung, eines Wegweisers, der die Aktionen der Beteiligten auf eine gemeinsame Himmelsrichtung einstellt. Die Stationen auf dem Weg werden danach durch die Ziele bestimmt.

Gefahr
Denkt man an die Urgewalten der Natur, so erzeugen die Tiefe, die Weite und die Kraft des Wassers Respekt oder sogar Angst. Diese starken Gefühle von Gefahr verankern die Dinge, die wir mit dem Meer verknüpfen. Auch die Vision lebt von der Angst der unsicheren Zukunft und wie man damit klarkommen soll. Die Maßnahmen, die in der Strategie festgelegt sind, bilden die Rettungsboote und -westen, die einem Mut machen, sich darauf einzulassen.

„Das Meer ist der Mutterschoß der Natur, die Evolution begann im Ozean, der erste Keim des Lebens ist dort entstanden..." (C. G. Jung)

Unterstützend bei Prozessbegleitungen mit folgenden Themen:
Entspannung, Weite, Öffnung, Durchatmen, Wahrnehmung, zur Ruhe kommen, Unterbewusstes

Kontraindikativ bei:
Traumata
(Traumatisierte Flüchtlinge: Boot und Floßfahrten können traumatische Erlebnisse antriggern. Besonders vorbereiten, Unterbewusstsein wird stark angeregt, kann bei traumatisierenden Abspaltungen unkontrolliert Erinnerungen hervorbringen.)

Erdräume

Naturraum Wald

Naturraum Wald – mehr als die „Summe seiner Bäume"

Der Wald ist in jeder Beziehung vielfältig. Als „grüne Lunge" speichert er Kohlendioxid, als Wirtschaftsraum liefert er Holz. Der Wald gibt Tieren eine Heimat. Er bietet dem Menschen Raum für sportliche Betätigung und Entspannung. Der Wald entfaltet aber auch heilsame Kräfte:

Dass der Aufenthalt im Wald enorm viele positive Auswirkungen auf Körper und Seele hat, ist mittlerweile wissenschaftlich belegt: Das sogenannte „Waldbaden" wird immer populärer und bestätigt das Gefühl, dass ein Waldspaziergang einfach guttut, ganz offiziell. Dies ist selbstverständlich auch für die Systemische Natur- und Erlebnistherapie relevant: Der Wald aktiviert den Parasympathikus so stark, dass nachweislich Stresshormone wie Adrenalin, Cortisol und Noradrenalin zurückgehen, was z.B. bei Menschen mit Burnout, Depressionen oder Angststörungen eine große Unterstützung sein kann.

Menschen, die einen Naturraum betreten, bringen ihre Lebensgeschichte mit. Aber auch der Wald, in den wir eintreten werden, verfügt über eine sehr lange Entwicklung. Darin ähneln sich Natur und Mensch. Der Mensch hat die Entwicklung des Waldes beeinflusst. Die Geschichte des Waldes reicht jedoch weit darüber hinaus und ist eng mit der Erdgeschichte verbunden. Bei unseren Vorfahren wie den Kelten, Germanen oder Balten handelte es sich um Waldvölker, die eng mit diesem Naturraum verbunden waren. Auch kulturell eng mit dem Wald verbunden, stellten sie sich sogar das ganze Universum als einen lebendigen Baum vor. Der Baum des Lebens (auch Lebensbaum oder Weltenbaum) ist ein in der Religionsgeschichte weit verbreitetes Symbol. Oft sind es zudem Tiere des Waldes, wie der Hirsch oder der Bär, die die Götter verkörpern oder in Märchen und Fabeln einen besonderen Archetyp darstellen.

Der Wald ist der Raum für das Verborgene, Verdrängte, Diffuse, das nach Platz und Ordnung ruft. Der Wald ist in der Systemischen Erlebnistherapie kein Instrument, sondern bietet den Dialog an, hat eher die Funktion eines Spiegels. In ihm lassen sich Metaphern, Symbole und Bilder für innere Seelenzustände oder Situationen finden. Der Wald zeigt sich dem, der ihn besucht. Ein morscher Baum, auf dem neues Leben entsteht, eine Moosfläche oder ein besonders geformter Ast – den Klienten und Klientinnen werden zahlreiche Möglichkeiten geboten, um einen inneren Zustand im Außen gespiegelt zu erkennen.

Die Wälder schweigen, doch sind sie nicht stumm. Sie trösten jeden. Vor allem sind mir die vielen Lebenskünstler, wie die Kiefer, aufgefallen. Trotz Verbrennungen der Rinde, schafft es die Kiefer, sich innerhalb von fünf Jahren zu regenerieren und weiter zu leben.

Astrid Habiba Kreszmeier sieht den Wald als eine therapeutische Allgemeinpraxis: „Der Wald bietet einen Grundstock an Naturkompetenzen. Es ist z.B. therapeutisch wertvoll, Leben und Sterben gleichzeitig nebeneinander zu erleben", sagte sie (Kreszmeier, 2008).

Einen Käfer beobachten, den Vögeln zuhören, das Laub riechen oder sich an einen Baum anlehnen – der Wald kann mit allen Sinnen erspürt werden. Er lehrt uns Achtsamkeit, Stille,

Aufmerksamkeit und Eigenverantwortung, was für einen therapeutischen Fortschritt elementar ist. Der Klient / die Klientin führt sich so selbst – im Kontakt mit der Natur – zum nächsten Einsichts- bzw. Wandlungspunkt.
Ich beobachtete bei frühtraumatisierten Kindern, die sich als sehr entwurzelt empfanden, dass sie durch die tägliche Waldraumerfahrung mit Wurzel- und Baumübungen wieder Erde und Halt gewinnen konnten. Auch Aggressionen konnten durch die Arbeit mit Holz und Feuer transformiert werden.

Unterstützend bei Prozessbegleitungen mit folgenden Themen:
frühtraumatisierten Kindern und Jugendlichen, Posttraumatische Belastungsstörung, Entwurzelung wie Adoption, in Obhut lebenden Menschen, hochsensitive Menschen

Kontraindikativ bei:
Bisher sind uns im Naturraum Wald noch keine unlösbaren Probleme durch Störungen aufgefallen. Aufpassen sollte man mit dem Aufbau eines Lagers; wichtig ist, dass dieses im Hellen und Trockenen sicher aufgebaut ist. Im Dunkeln haben viele Menschen schnell Angst im Wald. Hilfreich ist da ein helles, wärmendes Feuer in der Gemeinschaft. Auch ein Gruppenlager gibt erst einmal Sicherheit im Wald, bevor es in ein Solo im Wald übergeht.
Bei Schneefall sind die Wege nicht sichtbar, was dazu führen kann, dass die Gruppe sich schneller verirren kann. Hier sorgen gemeinsam benannte Orientierungspunkte für Unterstützung.
Feuer-Handwerk ist Voraussetzung für ein Feuer im Wald. Unvorsichtiger Umgang mit Feuer ist nicht nur gefährlich für die Natur, sondern stört auch den therapeutischen Prozess, da Ängste ausgelöst werden können. Viele Menschen haben den natürlichen Zugang zum Lagerfeuer verloren, so dass eine natürliche Vorbildfunktion Sicherheit ausstrahlt.

Caldera La Palma:
In der Caldera erleben wir „Stille". In der Mitte, dem Herzen der Insel La Palma, wirkt der „Idafe", ein heiliger Berg. Gebete und Wünsche sowie Rituale werden gefördert. Demut und geistiges Arbeiten werden hier unterstützt. Auf den eigenen Herzenswunsch wird man durch den fehlenden Horizont langsam und sanft zurückgeworfen.
Orbs (Energiewesen) können im intuitiven und meditativen Zustand gesehen und gespürt werden. Energiekugeln befinden sich in der Nähe von heiligen Stätten, reagieren auf Gefühle. Liebe, Freude, Glück, Meditation. Die Anwesenheit von Kindern zieht Orbs besonders an.
Der einzelne Baum eines Waldes nimmt in der Systemischen Erlebnistherapie eine besondere Rolle ein: Tief verwurzelt im Boden mit seiner Krone im Himmel steht er als Sinnbild für die Verbindung zwischen Himmel und Erde und bietet eine Vielzahl anschaulicher Bilder für die eigene Lebensgeschichte. (Verwurzelt sein, Wachstum, Früchte bringen, Wandlung, Transformation...) Nachfolgend zwei Beispiele:

Kiefern:
Die Sonne liebende Kiefer mit ihren bizarren Wurzeln lädt die Menschen ein, sich zu ihr zu setzen und ihre Wärme zu genießen. Ihre Borke nimmt die Sonnenwärme auf und Menschen, die die Kiefer suchen, können sich vertrauensvoll an ihren Stamm lehnen. Zur Kiefer kann man mit Schmerz oder Schuldgefühlen kommen. Sie tröstet und wärmt das Herz. Traurige Menschen suchen gerne Kiefern auf. In ihrer Gegenwart können erlösende Tränen fließen. In ihrem warmen Duft ist es möglich, ganz bei sich, ganz zu Hause anzukommen; an dem Ort in unserem Inneren, an dem alles gut ist. Sie vermittelt Ruhe, Frieden und Entspannung. So wie die Schönheit der Kiefer uns anrührt, wenn sie sich an einen Sandsteinfelsen klammert, ihr Haupt über den Abgrund erhoben, das starke Wurzelwerk fest in den felsigen Boden gegraben, so berührt sie das Herz der Menschen, die an ihren persönlichen Untiefen stehen. Die Ausstrahlung ist wohltuend sie vermittelt durch weit ausgestreckte Äste Geborgenheit. Die weiche, ruhige und gleichmäßige Bewegung der Kiefer fördert Zuversicht und Vertrauen in die Zukunft. Sie lässt Hoffnung aufkeimen. „Pinie" als Bachblüte unterstützt Selbstakzeptanz und Selbstrespekt. Das ätherische Öl der Kiefer entspannt Muskeln. Das Herz ist ein Muskel. Verkrampfte Herzen können gelöst werden.

Drachenbaum:
Drachenbäume sind Agavengewächse und werden bis zu 20 Meter hoch. Die Bestimmung ihres Alters ist schwierig, da Drachenbäume keine Jahresringe aufweisen. Auf der Insel La Palma dürfen auch 1000jährige Bäume weiter wachsen, ohne Angst zu haben, gefällt zu werden.

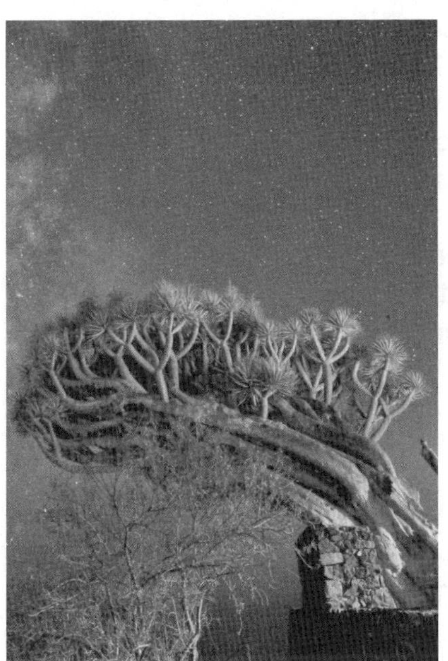

Der Drachenbaum steht für Geduld, für Ehrfurcht und Weisheit. Drachenbäume galten bei den Benahoaritas (Guanchen La Palmas) als heilig, als Symbole für Fruchtbarkeit und Weisheit. Stammeskönige hielten in ihrem Schatten Hof und sprachen Recht. Um den Drachenbaum ranken sich viele Legenden. Sein Saft wurde von den Spaniern zum Rotfärben von Stoffen und Keramik verwendet. Die Altkanarier balsamierten damit Mumien ein und schrieben dem Saft des Drachenbaums heilende Wirkung zu.

„Alter, weiser" 1000-jähriger Drachenbaum
(Bild: Andreas Hornig)

Salz:
Salz nimmt positive und auch negative Energie auf. In vielen Ritualen ist es als Opfergabe vorhanden. Es reinigt und säubert. Salz war früher ein so kostbares Gut, dass es als Dank an Brunnen oder Quellen geopfert wurde.

Naturraum Berg

Der alpine Bergraum in der therapeutischen Arbeit

Der Berg, die Alpen, der alpine Raum, die hohen Gipfel, die Berge, der Stein, der Bergraum, Alpraum, Luftraum, Visionsraum: Alles das sind Namen vom Alpen- bzw. Bergraum. Archetypisch gesehen steht der Berg für viele Urkräfte: Er verbindet uns mit dem Väterlichen, mit dem Männlichen, mit unseren Urvätern, Vätern, Opas, oder auch mit unseren Söhnen. Er löst Themen im Bereich Grenze und Eigenverantwortung aus. Der Bergraum ist beständiger Halt, aber auch der Raum für Freiheit, Weitblick, Visionen und Zielfindung. Der Berg steht auch für Klarheit und Genauigkeit. Er erfordert absolute Achtsamkeit, Aufmerksamkeit und Zentrierung, denn er birgt eben auch Gefahren.
Rund um den Berg kann man zahlreiche Metaphern entdecken, die verschiedene Themen der Persönlichkeitsentwicklung berühren: Ein Bergbach, die Brücken über den Bach, die für ein „Über-Schwellen-gehen" stehen können. Oder der Weg am Fuße des Berges als Metapher für den Lebensweg. Höhlen, die als Schutzraum und wie eine „Gebärmutter" zur Verfügung stehen. Sich in den Bergen zu bewegen bedeutet, auf enorme Wunder stoßen zu können: Eine Nebelwand, die sich auftut und zur Innenschau aufruft und einlädt, ein Weitblick, ein Bergblick, ein „Über-den-Wolken-sein", eine Ferne abseits der Emotionen, das „in einer anderen Welt" sein. Rund um den Berg kann man viele Bilder finden, die symbolisch für etwas stehen: „Einen Berg voller Probleme haben", „nicht wissen, was hinter der nächsten Kurve ist", „Steine in den Weg gelegt bekommen" und viele mehr. Diese Bilder wirken in unserer Seele auf einer unterbewussten Ebene und helfen uns, Zusammenhänge so nicht nur mit dem Kopf, sondern auch mit dem Herz zu begreifen.
Der Rundblick vom Berggipfel, über den Dingen stehend, über den Wolken sein, kann den Abstand zu den aktuellen Problemen unterstützen und ein Gefühl von Freiheit und Leichtigkeit bringen. Der Berggipfel ist ein heiliger Ort. Die Verbindung zu göttlichen Kräften wird möglich. Die geistige Anbindung ist stark und ein Kontakt zur Anderswelt wird begünstigt. Wechselnde Steinschichten und Kalklinien wirken wie Adern. Der Berg wirkt pulsierend und lebend. Die Tiefen und Abstürze können Respekt und Ehrfurcht wecken. Klienten und Klientinnen können Weite erleben, ohne Begrenzung blicken. Visionen formen sich.
Einen Berg zu erklimmen, zu ersteigen, ein Ziel zu erreichen, kann in unserer therapeutischen Arbeit enorme Prozesse auslösen. Das Gipfelkreuz – die Nähe zu Gott symbolisierend – unterstützt durch seine Symbolik: Es kann Auslöser und Trigger für viele noch nicht verarbeitete christliche Themen sein, aber auch für das Kreuz als „Rückhalt" stehen. Es steht auch

symbolisch für den Vater Gott. In den Bergen gibt es diese besondere Form der spirituellen, geistigen, väterlichen Kraft.

In der therapeutischen Arbeit ist der alpine Raum eigentlich nicht der therapeutische Raum der ersten Wahl, da er eben auch so seine Gefahren und Tücken hat. Patienten und Patientinnen mit ADHS oder Psychosen oder Menschen mit hochsensitiven Fähigkeiten sind im Bergraum möglicherweise durchaus gefährdet. Sich schnell ablenken zu können, sich nicht fokussieren, zentrieren zu können, kann dazu führen, dass man sich verletzt.

Es besteht aber auch die Gefahr, dass Patienten im übertragenen Sinne „die Bodenhaftung verlieren": Das leichte Gefühl von Freiheit, der Weitblick, die veränderte Wahrnehmung kann dazu führen, dass Menschen, die sowieso schon Schwierigkeiten haben, geerdet zu sein, ihre Bodenhaftung ein Stück weit verlieren. In der therapeutischen Arbeit ist es aber manchmal auch gerade wichtig, diese Grenzerfahrungen zu machen, Berge zu erklimmen und Ängste zu überwinden. Auch in der Vertrauensarbeit, in der Begleitung ist dies enorm wichtig.

Der Bergraum ist gleichzeitig auch der Raum der Luft. Das Element Luft symbolisiert Kommunikation, aber auch die Gedanken und die Nicht-Gedanken. Wir können eine Leere erleben, die uns zur Stille, zum Leersein einlädt. Aber auch eine Leere, die Platz für Neues bietet.

Etwas zu erreichen, eine Bergspitze zu erklimmen, löst bei uns Menschen ganz viele Gefühle und Glückshormone aus.

Der Bergraum ist ein Raum für Isolierung, Stille, Einzelarbeit, Solo. Sich mit sich selbst zu verbinden, alleine zu sein, mit den eigenen Themen allein zu sein. Freiheit zu spüren. Weitere Stichworte hierzu sind: Grenzen, Abgrenzung, Eigenverantwortung, Kraft, Weitblick, Männlichkeit, Visionen, Zielfindung, tiefe Erdverbundenheit zur Mutter Natur, einer höheren Kraft.

Roque de los Muchachos, La Palma

Der Berg symbolisiert das väterliche Prinzip der Leistung, der Durchsetzungskraft. Er unterstützt die Eigenverantwortung und hilft beim Aufweisen von Grenzen.

Der Berg ist klar und kraftvoll. Ziele manifestieren sich ganz klar. Unsicherheiten finden keinen Platz. Liegt der Berg im Nebel, ist auch noch Unklarheit im Vordergrund. Manchmal dient diese dem Selbstschutz.

Konflikte zeigen sich symbolisch als Felsspalten, Erdrutsche, in steilen Wegpassagen.

Der Rundblick vom Berggipfel, über den Dingen stehend, über den Wolken sein, kann den Abstand zu den aktuellen Problemen unterstützen und ein Gefühl von Freiheit und Leichtigkeit bringen.

Der Berggipfel ist ein heiliger Ort. Die Verbindung zu göttlichen Kräften wird möglich. Die geistige Anbindung ist stark, der Kontakt zur Anderswelt ist möglich.

Wechselnde Steinschichten, Kalklinien wirken wie Adern. Der Berg wirkt pulsierend und lebend. Die Tiefen, Abstürze können Respekt und Ehrfurcht wecken.

Klienten und Klientinnen können Weite erleben und ohne Begrenzung blicken. Visionen formen sich.

Unterstützend bei Prozessbegleitungen mit folgenden Themen:
Eigenverantwortung, Vater / Großvaterthemen, Klarheit , Visionen / Ausblick, geistiges Arbeiten, Grenzen, Hingabe

Kontraindikativ bei:
Hyperaktivität: Zu viele Außenreize, zu starke Ablenkung im Außen (Gefahr durch Unfälle) – Klient / Klientin muss ganz nah vor oder hinter dem Erlebnistherapeuten / der Erlebnistherapeutin laufen
Psychotisch erkrankte Menschen: Psychotische Halluzinationen werden gefördert.
Depressionen: Menschen können eine Sehnsucht zum Tod entwickeln (z.B. bei nicht verarbeiteten Verlusten des Vaters ist dies im Auge zu behalten).

Höhle
Die Höhle stellt eine besondere Form des Elementes Erde dar. Höhlen sind die Lebensräume vieler heimischer Tiere: Ob Fuchs, Dachs oder Murmeltier – die Höhle oder der Bau ist von großer Wichtigkeit für das Leben und Überleben. Seit dem Paläolithikum gibt es auch Nachweise für das Leben von Menschen in natürlichen Höhlen.

Wir Menschen assoziieren mit einer Höhle auch immer etwas Geheimnisvolles. Einen Eingang in eine andere Welt, die auch in Märchen und Mythen oft gewählt wird, um den Übergang in eine Anderswelt zu beschreiben. Weltweit findet man in vielen Kulturen Mythen und Geschichten über das Eintauchen, Verschwinden oder Leben in unterirdischen Gängen und Höhlen.
Das Wort „Höhle" erinnert an verwandte Worte wie Hel, Holda oder Holle, eine Urmutterkraft, die in dem gleichnamigen Märchen im Innersten der Erde ihre Kissen aufschüttelt und es damit auf der Erdoberfläche schneien lässt. Oben und unten, Oberfläche und Unterwelt. Das Reich der Holle steht in dem Märchen für die Anderswelt im Inneren der Erde, in der auch die Toten sind, wo aber auch das Leben neu beginnt: Die fruchtbare und feuchte Dunkelheit, die den Samen des Männlichen nährt und zum neuen Leben erweckt. Dieses gilt in der Natur, aber auch bei den meisten Lebewesen. Die Höhle hat damit vor allem auch etwas sehr Weibliches.
Speziell dieser weibliche, erdende und beschützende Aspekt der Höhle kann in der Natur- und Erlebnistherapie dazu beitragen, ein Gefühl des Urvertrauens zu erleben, sich in der Erde geborgen zu fühlen, wie in einer Gebärmutter, im Schoß der Ur-Mutter. Die Höhle bietet die Möglichkeit, in eine nahe Verbindung zur eigenen Mutter zu kommen, wirkt nachnährend und eignet sich für Bindungs- und Geburtsthemen. Die Geburt kann hierbei durchaus auch im übertragenen Sinn verstanden werden: Etwas Neues, Kreatives, eine neue Idee oder Vision, die zunächst in der Höhle, im Rückzug genährt und beschützt wird, darf hier entstehen. Aus dieser Ruhe und Stille kann dann, ganz autonom, der eigene Impuls gefunden werden, die Höhle zu verlassen, sich zu zeigen, den Entwicklungsort zu verlassen und verändert

oder mit etwas Neuem ans Licht zu treten. Eine Höhle ist darum immer ein Ort, um Kraft zu tanken, um sich mit der Urquelle zu verbinden und um Neues entstehen zu lassen.

Unterstützend bei Prozessbegleitungen mit folgenden Themen:
Bindung, Urvertrauen, Mutter-Themen, Kreativität, Schöpfung, Übergänge, Persönliche Entwicklung

Kontraindikativ bei:
Geburtstraumata, Bindungsstörungen, Bindungstraumata (kann bei unzureichender Vor-/ Nachbereitung retraumatisierend und überfordernd wirken und zu tiefer Erschöpfung führen. Hier ist besonders auf ein sicheres, begleitetes Setting zu achten)

Stein

Der Stein ist die dichteste und härteste Form des Erdelementes. Steine gibt es in allen Formen, Größen und Farben. Steine gibt es überall, in nahezu jedem Naturraum: Steine finden sich beispielsweise in Wäldern, in Bergräumen, in Höhlen, am Meeresboden, selbst im Kosmos.
Durch alle Zeiten hindurch waren sie für das menschliche Leben von besonderer Bedeutung. Seit der Jungsteinzeit findet man große, massive Steinblöcke im Rahmen von Kultorten und Gräbern in Europa. Native Völker und Kulturen reden sie als „Älteste" bzw. „Großmütter und Großväter" an, die lange vor dem Menschen das Werden des Planeten bezeugten.
Der Stein ist Symbol für Ewigkeit, Stabilität Beständigkeit und Ruhe. In Gebirgen und in Steinen schlummert tiefe, uralte Weisheit, sie sind die stillen Zeugen der Geschichte. Edelsteine sind hier noch als Besonderheit zu erwähnen, diese haben eine besondere Energie und können unterstützend bei verschiedenen Themen wirken. Von der Materie der Steine gehen Schwingungen aus. Positive, neutrale und negative. Die Schwingungen von Betonwänden in Kombination mit denen von Computern oder von aggressivem Neonlicht verursachen häufig Kopfschmerzen und Unbehagen. Die kraftvollen und positiven Schwingungen der Edelsteine wirken jedoch sehr heilend harmonisierend, schützend und ausgleichend in unseren Organismen.

Unterstützend bei Prozessbegleitungen mit folgenden Themen:
Ahnen, Geschichte, Stammbaum, Familie, Energie freisetzen, Stabilität, Beständigkeit, Anbindung an uraltes Wissen, spirituelle Themen, Auflösen von Sorgen/von belastenden Themen über das Aufladen von Steinen mit anschließendem Abgeben/Ablegen

Kontraindikativ bei:
Themen rund um Flexibilität und Leichtigkeit, Depression (Steine = Schwere), Weiterentwicklung (zu viel Erde / Steine können alte Strukturen halten, die eigentlich aufgelöst werden sollen.) Depressionen, dunkle und große Steine können Schwere verstärken und den Fokus auf Hindernisse und Probleme legen, die diese symbolisieren.

Feuerräume

Vulkan

Der Vulkan ist ein Berg, der sich einerseits durch seinen Krater nach außen öffnet, andererseits in unmittelbarer Beziehung zu den tiefen Schichten des Erdinneren steht. Er wird aus undefinierbaren Tiefen gespeist. Gewaltige Naturkräfte sind dabei im Spiel, die einen hohen Grad an Zerstörungskraft in sich tragen können. Ein Vulkanausbruch ist ein eindrucksvolles und gewaltiges Naturereignis, das feurige Lava und Felsbrocken ausstößt.

Es ist das tiefe, das Leben erhaltende Feuer, das aus dem umschlossenen Dunkel heraus wirkt. Es weckt auch Triebhaftes, das Lustvolle, die Leidenschaft im Menschen. Die eigene Lebenskraft wird angerührt. Unterdrückte Wut und Aggressionen werden angesprochen, finden Ausdruck. Das Feuer fördert das Selbst, Selbstbewusstsein und die eigene Aufgabe der Seele. Es speist den Solarplexus. Die verbrannte und schwarze Landschaft weckt manchmal Traurigkeit, Depressionen werden hervorgeholt, der Tod ist Thema. Eine bedrückende Stimmung, die bei einem Vulkanausbruch mit dem Rauch, der schwarzen Asche und auch der zerstörten Landschaft in Resonanz gehen kann. Gleichzeitig zeigen die vielen Lavasteine unterschiedliche Farben und zeigen Schattierungen vom Leben. Es wächst Neues auf der verbrannten Erde. Die Landschaft findet einen neuen Weg, das Leben setzt sich auf längere Sicht durch. Symbolisch gesehen bedeutet der Vulkan, dass emotionale Entlastungen durch eine Abreaktion unterstützt werden.

Lebendiger spuckender Vulkan – Erlebnisse & Eindrücke auf La Palma

Wenn wir uns einen Vulkan anschauen, mit seiner Faszination, aber auch mit seinen Tücken und Gefahren dann sehen wir das Feuer in seiner Entstehung. All das erleben wir gerade in La Palma, wo bis zum 23. Dezember 2021 noch ein aktiv feuerspuckender Vulkan Landschaften und Häuser zerstörte. Die Menschen fegen immer noch Asche von den Straßen, Orte und Landschaften sind verschüttet, verbrannt und nicht mehr existent. An manchen Plätzen ist auch eine Traurigkeit spürbar.

Aber wenn man genau hinschaut entdeckt man auch die Schönheit und den Zauber des Neuen, die unfassbare Schöpfung- und Anfangs-Energie, die nötig ist, um diese „Mondlandschaft" wieder zu erneuern und zu bewältigen. Hier können sich die Menschen ein Beispiel nehmen an den Pflanzen, die bereits wieder Knospen tragen, die anfangen zu wachsen und zu blühen und damit würdevoll in ihrem Sein ein Vorbild an Resilienz sind. Da ist zum Beispiel der gelbe Löwenzahn, der sich nach ein paar Wochen der Hitze wieder ansiedelt und in seiner gelben Schönheit blüht.

Die Menschen stehen vor großen Herausforderungen, wie nach einem Krieg: aufräumen und prüfen, was gerettet werden kann, steht an erster Stelle. Das schafft viel Unruhe und Krach von Maschinen und Baugeräten. Es gibt viel gegenseitige Unterstützung, man hilft sich auf der Insel untereinander dabei, Häuser zu befreien und aufzuräumen. Stellenweise

erlebt man eine absolut friedvolle Stimmung und eine schöne Stille. Eine Stille, in der sich so etwas wie Demut zeigt, vor einer größeren, göttlichen Kraft, die der Mensch nicht kontrollieren kann.
Ein Vulkan steht symbolisch auch für Leidenschaft, Ekstase und Sexualität. Diese kraftvolle Energie ist ebenfalls auf der Insel spürbar, die Faszination des triebhaften, explodierenden, die enormen Rauchwolken, die entweichen – und die sich mit der Luft vermischen, um dann alles ganz sanft in einen grauen Schleier zu hüllen.
Die Energiefarben des Vulkanes sind silbrig blau, silbrig rot, silber, rosa, grün, gelb... Eigentlich sind alle Farben vorhanden und zusätzlich mit einem Glitzern versehen. Die Kristalle, die sich in der Lava zeigen, haben Energie und Informationen gespeichert. Es gibt Möglichkeiten sich mit diesen Kristallen bewusst zu verbinden und ihre Wirkkraft abzurufen.
Wir betreten hier neues Land, einen frischen Vulkan. Hier dürfen wir uns vorher überlegen, wie wir diese Erde betreten möchten. Als bewusste Menschen wissen wir, dass wir eine Schöpferkraft in uns selbst haben, dass die Kraft des Göttlichen in uns wohnt und dass wir Dinge im Außen mitgestalten können. Und dass es einen Unterschied macht, wie wir Plätze betreten, wie wir die ersten Schritte setzen und mit welcher Absicht.
Was möchten wir für uns gestalten? Für die Menschen und für die Welt sollten wir achtsam in die Gestaltung gehen und immer auch in Dankbarkeit und Liebe. Das Feuer steht auch für die Liebe. Wenn diese Kraft sich ausdehnen und fließen darf, gehen wir in einer Energie von Dankbarkeit, Frieden und Liebe in einer Welt mit einer bewussten, erwachten Haltung.

Vulkanausbruch: Resilienz und Trauma
Auf der Insel La Palma zerstörte der Vulkanausbruch viele Landschaften, Städte und Siedlungen. Die Katastrophe trennte viele Nachbarn voneinander, Tiere und Besitzer wurden getrennt und das Hab und Gut von vielen Menschen versank in einer 40 m dicken Lava-Schicht. Feuer kann Zerstörung sein!

Ausbrüche von Gasen aus tiefen Erdschichten sowie Erdbeben und eine veränderte Landschaft bilden eine dunkle Gefahrenzone, lösen aber gleichzeitig auch eine Art Faszination bei uns Menschen aus. Dieses kollektive Trauma betrifft die ganze Insel. Ein Trauma oder eine traumatische Erfahrung zieht und bindet Energie, fesselt die Gedanken und löst verzweifelte Gedankenschleifen oder panische Ängste aus, da die Seele eines Menschen oder auch eines Dorfes oder einer Gemeinschaft in viele Einzelteile zersplittert wird.
Wir erlebten aber auch die Hoffnung vieler Menschen, die dabei waren, die schwarze Asche zusammenzukehren und ihre Häuser aus der Asche zu befreien. Immer in der Hoffnung, noch lebende Tiere oder brauchbare Gegenstände zu finden. Aus dem Ur-Wissen, dass immer beides da ist, das es immer ein Ganzes in der Natur ist das zusammen gehört, wie Ebbe und Flut, Tag und Nacht, so ist es auch hier möglich, Lösungsbilder zu erleben, sie sind auch hier schon vorhanden. Hier erlebten wir, dass auch bei zerstörender Kraft Liebe und Heilung da

ist. Ein schönes Bild dafür war auch, dass in dem Schwarz der Asche schon erste Knospen von Pflanzen sichtbar waren, die bereits nach einigen Wochen blühten. Da war zum Beispiel eine kräftig blühende, gelbe Gänsedistel, die sich mit enormer Entwicklungskraft aus diesem fruchtbaren Boden emporstreckte – wie ein Zeichen dafür, dass sich mit Hilfe der Selbstheilungskräfte wieder Neues ansiedeln kann.
Menschen halfen sich untereinander, es entstanden neue Gemeinschaften, Gruppen und Netzwerke wie zum Beispiel einige Menschen, die sich sehr liebevoll um orientierungslos herumstreunende Katzen gekümmert und eine Futterstelle organisiert haben. Die Katzen fühlten sich wohl und gesehen.
An einer Madonna-Statue, die der Vulkan verschont gelassen hat, suchten Menschen Trost im Gebet. In dem Glauben an eine höhere Kraft, die ihnen Sicherheit und Halt gibt, fanden Menschen Mut, Hoffnung und ein Gefühl des Beschütztseins in ihrer spirituellen Anbindung. Und es war auch Dankbarkeit für die Verbindung spürbar.
Wir konnten in dieser „Mondlandschaft" eine friedvolle Stimmung wahrnehmen, eine Leere, aus der aber auch wieder Neues entstehen kann – losgelöst von alten Strukturen. Ein Neuanfang, der die Möglichkeit bietet, alles neu zu gestalten, zu entwickeln und mit neuen Prioritäten aufzubauen, vor dem Hintergrund dessen, was wirklich wichtig ist – wie Frieden.
So konnte die Verbindung mit der Asche auch die Chance bieten, die eigene Größe und Ur-Kraft zu verstehen. Ein neues Verständnis für die Schöpfung zu entwickeln, von der wir Menschen auch ein Teil sind. Zu erkennen, dass auch wir diese Feuerkraft, Schöpfungsenergie und Leidenschaft (oftmals assoziiert mit der Kraft der Sexualität) in uns haben – all das kann uns die Begegnung mit dem Vulkan lehren.
Aus einer anderen Perspektive betrachtet, erzählt er uns aber auch etwas über Resilienz: Die Insel ist umgeben von dem großen Meer, dem Atlantischen Ozean, in den die Lava des Vulkans fließt. Wenn wir mit einem Schiff an der Insel vorbeifahren, dann können wir erleben, wie die Hitze, die Faszination und das Drama an Land die Aufmerksamkeit auf sich ziehen möchte, wie ein schwarzes Loch. Und gleichzeitig ist da aber durch das Wasser auch eine hohe Heilkraft vorhanden, wie eine Pendelbewegung in die andere Richtung, in der wir uns sicher , geborgen und begleitet fühlen, trotz des Wissens um die andere Seite.
In einem Fall konnten wir unser erlebnistherapeutisches Wissen sogar ganz praktisch anwenden: Ein Skipper, der von dem Unglück persönlich betroffen war und alles verloren hatte, fuhr mit uns in seinem Boot an der Insel vorbei. Er fühlte sich wie gefangen von dem Anblick der Stelle, an der auch sein Haus verschüttet worden war. Hier konnten wir die Kraft der Gemeinschaft mit uns als Erlebnistherapeuten und -therapeutinnen nutzen: Wir nahmen ihn in unseren Kreis und lenkten seine Aufmerksamkeit auf das Meer und die untergehende Sonne. Wir erinnerten ihn an die Geborgenheit, die das Meer uns mit seiner mütterlichen Kraft des (Frucht)wassers schenkt, aus dem alles neu geboren wird. Wir erinnerten ihn an die vielen wunderbaren Schiffsausflüge, die er unternommen hatte, die Begegnung mit den Meeresbewohnern, die alle weiterhin für ihn da sein würden, um ihm Halt zu geben. Wir luden ihn ein, sich an diese schönen Erlebnisse, die sein Herz berührten, zu erinnern.

Dazu sangen wir – und auch wenn er nicht mitsingen konnte, wurde er ganz ruhig und webte sich in unsere Energie ein – eine Energie, die ihm ein paar Momente Abstand von seinen Schreckenserlebnissen schenkte und die neue Wege und Felder nährte. In der Gegenbewegung waren wir so gemeinsam mit der Natur und mit der Musik. Diese herzliche Begegnung war sehr stark.

Warum erzähle ich diese Geschichte?
Weil wir alle diese Resilienz und diese Selbstheilungskräfte in uns haben. Die Natur zeigt es uns auf eine besondere Weise, denn in ihr erkennen wir uns wieder. Weil auch wir Natur sind. Auch wir können heilen, wieder Mut fassen, wieder erstrahlen und erblühen, wenn wir uns mit der Natur verbinden. Wenn wir herzliche Gemeinschaften bilden. Wenn wir uns unterstützen und uns gegenseitig mit unserem inneren Licht und mit Liebe an gute, kraftspendende, friedvolle Erlebnisse erinnern. Und damit auch an unser wahres Sein. Dann dehnen wir unsere Herzenskraft aus. Liebe ist immer die Gegenbewegung zu Angst.

Diese große Kraft begleitet uns auch in der Natur – und Erlebnistherapie: einerseits gefesselt zu sein von der Energie des Traumas und Dramas und gleichzeitig aber auch berührt zu sein von der Schönheit einer friedlichen Gegenbewegung, wie wir sie in der Natur erleben können. Auch wir wollen uns in dieser Schönheit bewegen, indem wir unsere Ressourcen und Gaben leben. Dann sind wir ganz bei uns, in der Lebendigkeit, im Leben, in der Herzenskraft, aus der wir unsere Talente in die Welt bringen und uns dadurch selbst in einem glücklichen, sinnerfüllten Sein wiederfinden. Und damit gleichzeitig auch in einer Resilienz.
Auch die Bewegung , das Handeln , wie z.B. der Bau neuer Straßen, hilft Menschen aus der „Starre" aus dem Natur- Katas trophischen Trauma hinaus.

Therapeutischer Hinweis:
Der ausbrechende Vulkan birgt viel Aggression, Wut und Schattenanteile in sich. Je nach Prozess ist es ratsam, einen Vulkan nicht oder nur mit einem guten, vertrauten Begleiter-Team zu besuchen. Oder mit einem bestimmten Auftrag, denn es kann auch gut sein, zu provozieren und ein Gefühl von Grenze / Nähe zu spüren. Menschen, die sich mit dem Tod nicht auseinandersetzen möchten, die z.B. ein Familienmitglied verloren haben, können sich in der Nähe eines Vulkans gut mit dem Thema auseinandersetzen, da Leben und Tod so nahe beieinander sind. Suizidgedanken können an solchen Stellen ausgesprochen und losgelassen werden. Dieses Potenzial durch metaphorische Bilder/Prozesse bietet der Vulkan. (Immer mit einem „Kann"). Auch der Prozess des Bewusstwerdens kann unterstützt werden, so dass wir erkennen, welch enorme Kraft wir in uns haben und dass wir die Kraft des Neubeginns und unsere Schöpferkraft spüren.

Kontraindikativ bei:
Depressionen: auf die Dosis muss geachtet werden. Feuer wirkt antreibend – das Verbrennen kann aber auch wieder in ein Gefühl des Ausgebranntseins auslösen.
Suizidgefährdete Menschen: Schwarze Lava, Asche und Vulkanlandschaften werden oft mit Tod in Verbindung gebracht und fördern suizidale Gedanken.

Lufträume

Kosmos

Die implizite Ordnung im Kosmos in der Systemischen Erlebnistherapie

Dass der Kosmos als „universeller Naturraum" eine separate, übergeordnete Rolle spielt, lässt sich am einfachsten mit einem der sieben kosmischen Gesetze nach Hermes Trismegistos = Thot (Hermetische Gesetze) erklären. Diese beschreiben – neben den allgemein bekannten physikalischen Gesetzen – übergeordnete, nicht-physische Gesetzmäßigkeiten, die immer und überall wirken und gültig sind. Das 2. Gesetz nennt sich „Das Prinzip der Entsprechungen oder Analogien" und besagt:

> *„Wie oben – so unten, wie unten – so oben. Wie innen – so außen, wie außen – so innen. Wie im Großen – so im Kleinen. Für alles, was es auf der Welt gibt, gibt es auf jeder Ebene des Daseins eine Entsprechung. Du kannst daher das Große im Kleinen und das Kleine im Großen erkennen. Wie Du innerlich bist, so erlebst Du Deine Außenwelt. Umgekehrt ist die Außenwelt Dein Spiegel. Wenn Du Dich veränderst, verändert sich alles um Dich herum." (Hermes Trismegistos)*

Für unsere Arbeit ist der entscheidende Faktor, dass die Verhältnisse im Außen (Natur, Universum = Makrokosmos) demnach denen im Individuum entsprechen (Mikrokosmos). Die äußeren Verhältnisse spiegeln sich im Menschen – und umgekehrt. Und das jederzeit und überall. Durch die Erfahrung dieser Gesetzmäßigkeiten im Außen, indem wir diese anschauen, erleben und erfahren, können wir lernen, unsere inneren Vorgänge und Prozesse zu verstehen und diese zu beeinflussen.
Alle Naturräume haben gemeinsam, dass sie perfekt aufeinander abgestimmt sind. Jedes Blatt hat die ihm eigene, perfekte Struktur, jedes Tierskelett hat einen perfekten Aufbau. Die ganze Natur besteht aus einer perfekten Ordnung, die so präzise und so exakt – und dabei oftmals auch noch wunderschön anzusehen – ist, dass man diese nur als „göttliche Ordnung" bezeichnen kann.
Und eben diese Natur, diese äußere Welt, spiegelt auch unsere innere Ordnung, unsere innere Welt wider. Wer hat nicht schon einmal fasziniert einen Schmetterling beobachtet, der noch vor kurzer Zeit eine Raupe war? Oder eine Pflanze, die aus einem winzigen Samenkorn zu einem großen, kräftigen, fruchtbringenden Baum „er-wachsen" ist? Diese Bilder im Außen finden gleichermaßen und analog auch in unserem Inneren statt: Wer sich transformieren

will, braucht Kraft und den Mut, den „Kokon der Raupe" – in Form von alten Gewohnheiten, Glaubenssätzen oder Verhaltensweisen – zu verlassen. Mehr noch: Diese sogar im übertragenen Sinn „sterben" zu lassen. Und wer eine Idee oder ein Vorhaben sprichwörtlich in fruchtbaren Boden legt und es hegt und pflegt, der kann erleben, wie aus etwas Kleinem, Unscheinbarem etwas Großes, Mächtiges wächst. Wer einen toten Baum im Wald betrachtet, kann feststellen, dass darauf und darin ganz viel neues Leben entsteht. So können auch in unserem Leben wunderbare, neue Dinge entstehen, wenn Altes vergeht. Wenn wir einen Fluss beobachten, mag uns dieser vielleicht lehren, wie lebendig und in steter Bewegung auch wir innerlich ständig sein können. Er kann uns einen Hinweis darauf geben, was wir vielleicht gerade brauchen, um wieder in einen „innerlichen Fluss" zu kommen.

Aber auch über die Zeit und über Prozesse und Zyklen können wir in den Naturräumen viel lernen: Die Jahreszeiten mit ihren Rhythmen und Zyklen, der Ablauf von Tag und Nacht zeigt uns einen ewigen Kreis, der auch in uns gültig ist. So wie die Natur durch die Jahreszeiten geht, geht jede Frau jeden Monat durch ihren Zyklus. So wie die Jahreszeiten gibt es auch in uns Phasen des Aufblühens, des Aktivseins, der Ernte oder des Rückzuges, die sich abwechseln und wiederholen dürfen.

Wenn wir noch größer blicken und uns die Planeten anschauen, finden wir auch dort eine kosmische Ordnung, in der nichts „zufällig" passiert. Der astrologische Sternenhimmel ist somit ein weiterer, wichtiger „Naturraum", den wir „betreten" dürfen. Wenn wir uns auf die Sterne als Symbolik einlassen, stellen wir fest:

Jeder Stern lenkt und beeinflusst den anderen, durch die Schwerkraft und die Fliehkraft.

Das Universum ist stets dynamisch: es weitet sich aus, interagiert und reagiert. Bildet Gruppen und Galaxien. Es gibt unzählig viele Sterne, die aber doch alle durch die Gravitation verbunden sind und ein Ganzes ergeben. Sind Schwerkraft und Fliehkraft im Einklang, so entsteht ein kosmisches Gleichgewicht, eine Balance. Wenn diese Ordnung durch ein kosmisches Ereignis wie eine Megaexplosion an einer Stelle zerstört wird, entsteht sofort und unmittelbar nach diesem „Urknall" eine neue Ordnung. Ein neuer Kosmos entsteht aus einem alten Kosmos – wieder „wie oben so unten" (siehe Beispiel „toter Baum").

In vielen alten Kulturen galten die Sterne als wichtige Orientierungspunkte. Nicht nur, um Zeiträume und Zyklen zu bestimmen oder sich nach einem Stern örtlich auszurichten (Bsp. Polarstern), sondern auch in spiritueller Hinsicht.

So wurde z.B. Sirius, dem hellsten sichtbaren Stern am Himmel, seit der Antike in vielen Zivilisationen eine besondere Bedeutung zugeschrieben: Der sogenannte „Hundsstern", der sich in der Sternenkonstellation „Canis majoris" (Großer Hund) befindet, ist nicht nur mehr als zwanzigmal so hell wie unsere Sonne, er soll auch das spirituelle Pendant zur Sonne sein, der die geistige Welt erhellt, während die Sonne das Physische beleuchtet. Antike Zivilisationen verehrten Sirius auf vielfältige Weisen, so sollen z.B. auch die ägyptischen Pyramiden u.a. nach diesem wichtigen Stern ausgerichtet sein. Eines hatten aber alle gemeinsam: sie sahen in diesem hellen Stern etwas Göttliches und empfanden eine mystische Verbindung zwischen Sirius und den Menschen, die Wissen und Kraft vermitteln kann.

Aber auch heute noch spüren wir bei der Betrachtung des Sternenhimmels eine magische Faszination, bis hin zu einer Erweiterung unseres Bewusstseins: Wir staunen über die Größe und Weite, begreifen uns als (kleinen) Teil eines großen Ganzen, senden Wünsche und Bitten „an das Universum". Und manchmal erhalten wir dann genau das Quantenteilchen, das uns gefehlt hat.

Diesen besonderen „Naturraum" können wir zum Beispiel nachts erfahren, wenn wir den Sternenhimmel beobachten. Wir können uns fragen wie es mit unserem inneren Kosmos steht. Was ziehen wir an? Was stoßen wir ab? Was zieht uns an, woran orientieren wir uns? Was darf zerstört werden und wo darf Neues entstehen? Was braucht es gerade? Die Erfahrung , dass wir selbst ein Teil dieses großen Ganzen sind und dass auch in uns ein Kosmos vorhanden ist, der stets versucht, die Balance wieder herzustellen, kann uns dabei helfen, uns mit unserer inneren Ordnung zu versöhnen, Altes loszulassen, Unterbewusstes sichtbar zu machen, Vorhandenes zu akzeptieren oder Neues zu beginnen.

Die Kraft des Mondes

Der Vollmond übt schon seit Jahrtausenden eine besondere Faszination auf uns Menschen aus. Seit Urzeiten orientierten sich Menschen an Mond- und Sonnenzyklen, die als Vorgänger von Kalendern wichtige Fixpunkte in wiederkehrenden Zyklen der Zeit waren. Mit dem Höhepunkt des Mondzyklus' werden aber auch jede Menge Energien freigesetzt, die wir spüren können.

Der Mond beeinflusst auch Ebbe und Flut. Da unser Körper größtenteils aus Wasser besteht, ist es eigentlich nur natürlich, dass sich der Mond auch auf uns auswirkt. So können viele Menschen bei Vollmond nicht gut schlafen oder träumen sehr intensiv. Das Element Wasser ist eng verbunden mit unseren Emotionen, so dass wir in den Tagen rund um den Vollmond oftmals gereizter, nervöser und empfindlicher sind.

Auch in der therapeutischen Arbeit können wir hier Auffälligkeiten beobachten: So berichtet z.B. Roger Braas, der über 30 Jahre Erfahrung als Psychiater & Leiter einer Psychiatrie hat, dass bei Patienten und Patientinnen Symptome wie Depressionen, Trägheit, Müdigkeit, Melancholie bis hin zu Suizidgedanken an Vollmond verstärkt zu beobachten sind.

Aber auch bei Neumond (vereinzelt auch bei besonderen Wetterverhältnissen wie z.B. einem Gewitter) konnten wir in unserer Arbeit oftmals beobachten, dass dies eine günstige Zeit ist für Veränderungsprozesse bei Lebensthemen, neue Handlungsstrategien und neue Motivation, da diese durch die äußeren Umstände unterstützt wurden.

Dieses Wissen können wir in unserer Arbeit nutzen, um sensibler auf die Bedürfnisse und Zustände von Klienten und Klientinnen eingehen zu können. Die Kraft des Vollmondes können wir z.B. auch dafür nutzen, um – speziell bei Menschen, die einen schwierigen Zugang zu ihren Emotionen haben – Gefühle ans Licht zu bringen, was ein wichtiger Meilenstein im Heilungsprozess sein kann.

Kontraindikativ bei:
Hochsensitiven Menschen: Diese sind oft nicht gut geerdet, auf der Erde. Der Kosmos fördert ihre mentale Wahrnehmung und die Weite. Sie können sich schnell in der Größe verlieren. (Stabilität und Verankerung im Hier und Jetzt wichtig)
Psychotisch erkrankten Menschen: Psychotische Halluzinationen werden gefördert
Trauerbegleitung: Menschen können eine Sehnsucht zum Tod entwickeln (sich nach einem Zuhause, zur verlorenen Seele = Erlösung sehnen)

Friedensräume

Der Friedensraum ist der Raum des Seins, der Einmittung, der Raum des weißen Lichtes, des Schöpfens, der Raum in dem alles ist. Das Weiß bedeutet: die Farben sind nicht getrennt. In diesem Raum zeigt sich ein helles, lichtvolles Strahlen, vielleicht durch Wolken, durch Schnee, ein dünner Schleier, der sich in einem Tal hält oder das weiße Glitzern eines Baches. Hier findet sich eine Energie, die Frieden ausbreitet. Es ist der Raum, in dem alles im Gleichgewicht und im vollkommenen Sein ist.
Friedensräume sind Räume des beseelten Seins, Schöpfungsräume, die wir betreten, wenn wir in uns erwachen und unser inneres Licht im Herzen entfachen, wenn wir Verbindung spüren zu einem höheren Bewusstsein, wenn wir angebunden sind zwischen Himmel und Erde. Dann sprudelt unsere Herzenskraft wie die Quelle eines Baches. Dieser Raum ist heilig. Da das Außen der Natur unser Inneres spiegelt, sind dies oft Naturräume wie alte Tempel, heilige Hügel, vorbereitete Kraftorte des Herzens, einzelne Herzensräume. Man findet sie oft in den Bergen oder auch tief in einer Höhle. Der Friedensraum zeichnet sich dadurch aus, dass die Grundelemente ausgeglichen und in der Balance sind. Dann ist der Fokus auf den inneren Frieden gerichtet, der sich immer weiter ausdehnen darf. Dieser Raum zeigt sich in Leichtigkeit, Strahlkraft, Licht und Freude, in einem glücklichen Sein. Die Einmittung wird dann im Körper, im Herzen und auch im Außen sichtbar. Es ist der goldene Schnitt der Schönheit in allem.
In diesen Räumen entsteht erwachtes Bewusstsein und es ist alles in Fülle vorhanden. Manche Orte gleichen auf besondere Weise männliche und weibliche Energien aus, so wie z.B. der das Tal Villnöß in Südtirol, wo sich das Tal wie eine Gebärmutter mit einem schmalen Ausgang zeigt. Auch die Höhlen und die heiligen Quellen auf La Palma sind Räume des friedvollen Seins, des Schöpfens, des Heiligen.
In diesen Räumen ist es möglich, an eine besondere Kraft anzudocken, die größer ist als wir selbst. An eine Schöpferkraft, eine Urquelle, eine implizierte Ordnung. Alles ist beseelt und wir nehmen uns als Teil dieser beseelten Welt wahr, verbunden und ganz in einer kraftvollen, höheren Friedenskraft.

Frieden SEIN

Sei DU der Frieden,
den Du erleben möchtest.
Öffne in Mitgefühl Dein Herz,
wo Du Verhärtungen spürst.
Baue Brücken der Verbindung,
wo es scheinbar nur Trennung gibt.
Leuchte Dein inneres Licht,
in jede einzelne Begegnung
mit Dir SELBST:

Sei achtsam mit DIR.
Sei liebevoll zu DIR.
Sei lichtvoll in DIR.

Nähre und hüte den Frieden,
der in Dir wohnt,
wie innen so außen –
so wie Du Dir selbst begegnest,
so wird es sich im Außen zeigen.

Lass los, was Dich begrenzt,
Dich klein hält, Dich hindert,
in Deine Kraft zu kommen.

Dein inneres Licht
leuchtet so hell,
so dass Du erkennst,
was alles bereits in Dir ist.

Richte Dich auf,
zeige Dich in Deiner Schönheit
und lass Dein Licht leuchten
in die Weite der Welt.

In Deinem lichtvollen
und friedvollen SEIN
bist Du ein Geschenk
für alles SEIN.

(Kerstin Linter)

Bedeutung der Resilienz in der Systemischen Erlebnistherapie

Resilienz = seelische Widerstandsfähigkeit = seelische Selbstheilungskräfte

- Kompetenz, Probleme zu lösen
- Selbstwirksamkeit und Kontrolle über das eigene Leben
- Zielorientierung
- Positives Selbstbild und Selbstvertrauen
- Sich Hilfe holen können

Durch die vollständige Anbindung an die Natur lösen sich vorherige Strukturen auf und eine neue Struktur entsteht. In diesem Hier und Jetzt ist Achtsamkeit gefordert. Der Rhythmus der Natur und die Naturgesetze sind die Basis für Bewegung im Draußen.
In dieser Anbindung sind wir auch sensibel für Gefahren. Zum Beispiel fördert ein Biwak in der Natur bei Unwetter kreative Lösungen und Widerstandsfähigkeit. Es wird so auf Resilienzen zurückgegriffen, ebenso werden diese auch gefördert. Die Lösungsstrategien werden als Ressource in das Alltagsleben transportiert.

7 Faktoren der Resilienz

- Optimismus
- Akzeptanz
- Lösungsorientierung
- Verlassen der Opferrolle
- Verantwortung übernehmen
- Netzwerkorientierung
- Zukunftsplanung

Fähigkeiten der Resilienz

- Fähigkeit, der Mutter, dem Vater oder einer anderen wichtigen Bezugsperson zu vertrauen.
- Fähigkeit, der eigenen Kompetenz, dem Selbstwert, seinem Wissen zu vertrauen.
- Fähigkeit, vorgestellten, erfundenen Kräften wie Glaube, Religion, Liebe, Schicksal, Esoterik, einem inneren sicheren Ort etc. zu vertrauen.

Resilienz wird durch Achtsamkeit gefördert. Je achtsamer wir uns in der Natur bewegen, umso leichter können wir uns vor Gefahren und Überforderung schützen und diesen entgegen wirken. Auch passen wir uns in der Natur dem Tempo des Umfeldes an. Die Hektik des Tages lassen wir hinter uns und dehnen uns mit unserer Seele aus, so dass sie sich in den Rhythmus der Natur einschwingt. Mir sagte mal ein spiritueller Lehrer: „Die Seele geht zu Fuß." Das Tempo der Gedanken und die des Verstandes sind sehr schnell. Das ist in Momenten gut, wenn es klug ist, zu denken. In der Natur wird dieses Tempo bewusst reduziert.

Wir können durch Achtsamkeitsübungen Hilfestellungen anbieten, die die Dimension der Wahrnehmung wechseln. Zum Beispiel durch eine Übung, die dazu anleitet, sehr langsam zu gehen und ganz bewusst über die verschiedenen Sinne wahrzunehmen, was ist. Das unterstützt das Bewusstsein und den Wechsel aus der Dimension der Gedanken, die wir im hektischen Alltag auf Hochtouren gefahren haben, hinein in die Gefühlsebene der Seele. Diese nimmt anders und intensiv Bilder und Energien wahr. Da der Mensch aus mehreren Dimensionen besteht, die sich gegenseitig bedingen und beeinflussen, kommt dieser Reiz dann auch im Verstand an. In der Steuerung von erlebnistherapeutischen Prozessen ist es wichtig, auf die Momente zu achten, in denen wir vermehrt auf der Gefühlsebene oder aber mehr auf der Verstandesebene sind. Zu viele Wechsel der Dimensionen können starken Stress auslösen, sogar körperliche Symptome wie Übelkeit und Schwindel, nicht selten auch Kopfschmerzen und Überforderungssymptome.

Resilienz und Glück – ein Erlebnisbericht aus unserer Arbeit

Ein Soldat, der durch das Erlebnis eines Verlustes von einem Freund durch Ertrinken stark traumatisiert wurde, hatte Probleme mit Themen wie Wasser und Ertrinken, da diese Themen sein Trauma immer wieder triggerten. Er verbrachte eine erlebnistherapeutische Maßnahme mit uns, bei der er viele schöne, positive Erlebnisse mitnehmen konnte. Bei einem abschließenden Filmabend mit mehreren Personen wurde er zufällig/unerwartet damit konfrontiert, dass der Hauptdarsteller des Films ertrank. Der Soldat wollte dies zunächst ansprechen, konnte sich dann aber in diesem Moment auf das Gute der Gesamtsituation fokussieren (ein schöner Filmabend mit vertrauten Menschen, Popcorn, Gemütlichkeit) und so dem Trigger die Wirkung entziehen. Im Nachhinein konnten wir gemeinsam feststellen, dass die vielen positiven Erlebnisse der vergangenen Tage die Basis für diesen Fortschritt gebildet hatten. Fazit für uns: GLÜCK erhöht aktiv das Fassungsvermögen von Stress!

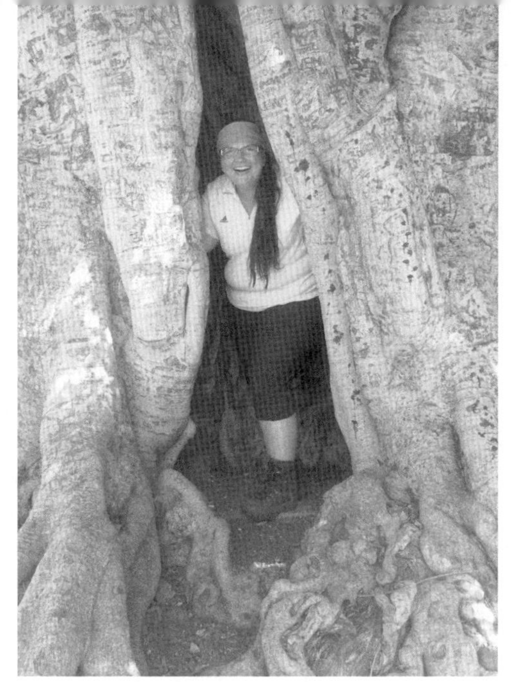

4. Methoden der Systemischen Erlebnistherapie in Naturräumen

Methoden der Systemischen Erlebnistherapie in Naturräumen

Die Methoden der Systemischen Erlebnistherapie sind eingebettet in Naturräume und verbunden mit Naturerfahrungen. Es geht um die bewusste Wahrnehmung der Natur und das intensive „Erfahren“ der natürlichen Elemente durch Pflanzen, Erde oder Bäume, indem wir diese auf uns wirken lassen. Pflanzen und Landschaften können mit unserem Unterbewusstsein kommunizieren, unseren Stress abbauen und unsere Konzentration fördern. Hildegard von Bingen nannte es die „Grünkraft“, das „heilende Band zwischen Mensch und Natur“. Pflanzen bilden Allianzen und kommunizieren auch untereinander. Diese biologische Kommunikation heilt unser Immunsystem (auch ohne die Einnahme von Tees, Kräutern oder das Auftragen von Salben). Das bedeutet, die Begegnung mit Pflanzen heilt uns, gleicht aus und stärkt unser Immunsystem (vgl. Arvay, 2015, S. 8). Aber auch das konzentrierte Betrachten von Himmel, Wetter, Tieren oder einzelnen Gegenständen in der Natur kann Teil einer solchen Kontemplation sein. Wir sind eingebunden und stehen im Dialog mit der Natur.

Mittlerweile gibt es sehr viele bewährte Methoden und auch Erfahrungen, die auch in unterschiedlicher Literatur zu finden sind. Wir haben nachfolgend einige Methoden zusammengestellt, die sich im Besonderen in der Zusammenarbeit mit psychisch erkrankten Menschen für uns als sehr wirkungsvoll erwiesen haben.

Achtsamkeitsübungen

Achtsamkeitsübungen verbinden u.a. Grundlagen aus dem Buddhismus, die Kontemplation christlich-jüdischer Traditionen und die Anwendung von fernöstlichen Meditationstechniken. Im Westen angekommen (durch Kornfield, Goldstein, Salzberg) wurde das Thema Achtsamkeit 1979 durch Kabat Zinn als MBSR (Mindfulness-Based-Stress-Reduction) in das etablierte Medizin- und Gesundheitssystem integriert

Achtsamkeit bedeutet, sich absichtlich dem unmittelbaren Augenblick mit einer nicht wertenden, annehmenden Haltung zuzuwenden.

Dem Achtsamkeit geben, was gerade ist, was wir fühlen, denken und tun, ohne in Erinnerungen, Grübelei, Verleugnen des Momentanen oder in Zukunftsplanungen gefangen zu sein ...

Steckbrief der Achtsamkeit

Achtsamkeit ist: Unmittelbar, absichtlich, annehmend, nicht wertend, entschleunigend, pausierend, atmend, zentrierend

Achtsamkeit bewirkt, dass uns Gewohnheiten bewusst werden, wir die momentane Situation akzeptieren, wir unsere eigenen Bedürfnisse wahrnehmen, so dass Wahlmöglichkeiten und Flexibilität entstehen, Emotionen reguliert werden (weniger Affekte), dass wir Selbstfürsorge und Fürsorge anderen gegenüber entwickeln, eigenständiges Handeln, Selbstwirksamkeit, Regenerationsimpulse, Stressreduktion

Das Heilsame in der Achtsamkeit: Wir lernen, auf uns selbst und die eigenen Bedürfnisse, Grenzen und Ressourcen zu achten, die Hälfte der Aufmerksamkeit auf uns selbst zu richten, um Verwicklungen zu vermeiden und eigene emotionale Ausgeglichenheit zu erhalten. Wir können uns selbst (weiter) kennenlernen, gut kennen und verstehen, bekommen Klarheit im Kontakt, wir unterscheiden Übertragungen und Gegenübertragungen und schaffen uns eigene Orte der Reflexion (Therapie, externe SV)

Wir finden Balance: Gleichgewicht zwischen Arbeit, Freizeit und Ruhe; diese Balance der Vielfalt der Aktivitäten im beruflichen und im persönlichen Leben ist eine der größten Kraftquellen.

Wir finden Connection (Verbindung): Wir sind mit uns selbst, den anderen, der Natur, dem Leben (auch spirituell) in Verbindung, wir erleben Verbundenheit als Gegenstück zu Belastungen und Einschränkungen aus der (sozialen) Arbeit.

Beispiel für Achtsamkeit: Sinneswahrnehmung

Die Teilnehmenden sollen einen für sie guten, stabilen Stand wählen. Der Körper ist locker und aufgerichtet. Die Teilnehmenden werden angeleitet, sich auf die Sinne zu konzentrieren: Was kannst du hören, was kannst Du riechen, was kannst Du schmecken, was kannst Du auf der Haut fühlen, was kannst Du sehen? Bleibe mit den Augen dort stehen, wo diese gerade hinschauen möchten. Stell Dir vor, dass das was Du grade anschaust Dich anschauen würde. Was würde das jetzt zu Dir sagen? Oder: Benenne eine Sache, die Du weißt? Und wenn Du Dir das nicht vorstellen kannst, dann werte das nicht. Anschließend findet ein Austausch in der Gruppe statt.

Achtsamkeitsübungen eignen sich zu Prävention und Vorbereitung der erlebnistherapeutischen Hauptphase. Innerhalb dieses Buches habe ich ein abwechslungsreiches Methodenrepertoire zusammengestellt. Es handelt sich um Methoden, die sich aus Sicht meiner beruflichen Erfahrung bewährt haben.

Naturimpulse

Impulse – die Idee eines möglichen Ablaufs nach Michael Rohde

„Impulse können den Tag rahmen, d.h. als Gestalter oder Gestalterin eines Impulses haben Sie ggf. das erste bzw. letzte Wort innerhalb des offiziellen Gruppenprogramms. Ihr Impuls kann also den Tag prägen.
Bedenken Sie, dass ein Impuls ein besonderes Gestaltungselement des Tages ist. Es ist NICHT primär Selbsterfahrung, Theorieunterricht, Kreativitätsentwicklung etc., sondern etwas spirituell Geistliches. Dabei kommt es nicht auf die Länge an, sondern auf die Passgenauigkeit zur Zielgruppe, zur Situation in der Gruppe und zum Thema. In meinen Augen sind zwei Dinge besonders wichtig: Erstens sollte der Impuls authentisch sein, d.h. zu IHNEN passen und nicht aufgesetzt wirken, zum anderen ist eine Rahmung nötig, so dass die anderen Gruppenteilnehmer und -teilnehmerinnen wissen, wann der Impuls beginnt und wann er endet."

Michael Rhode

Die Dauer eines Impulses liegt zwischen 1 und 15 Minuten.

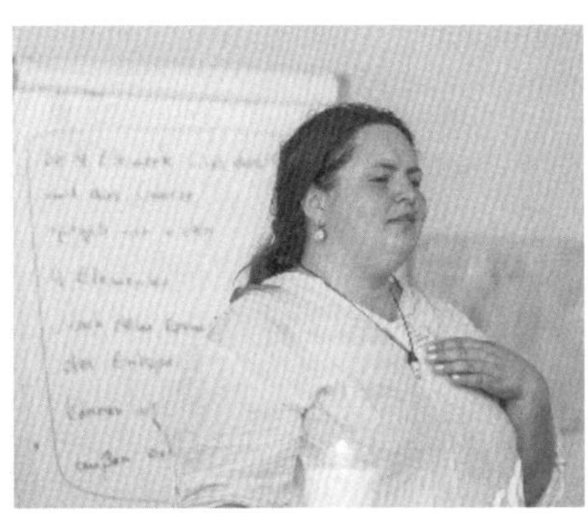

Lichtimpuls: Herzensfunken entfachen mit Annette Arla'ma Bergmann im Seminarraum in Montegrotto Terme

Bewährt haben sich folgende Inhalte

Begrüßung: Bezug nehmen auf ein Thema, das „dran" ist oder über das Sie gerne sprechen wollen. Die Begrüßung dient dem Ankommen und der ersten Einstimmung.
Lied: Selbst gesungen
Idee: Man muss nicht alles selbst erfinden. Es gibt so viele geniale Texte, Musikstücke, Gedichte etc., auf die man guten Gewissens zugreifen kann. Redlich ist es, wenn man den Autor / die Autorin dann auch benennt.
Ansprache: Zu einem Gedanken, den Sie „schon immer" hatten oder zu einem Thema in der Gruppe
Gedicht: Hierbei ist es klug, den Autor und den Titel des Gedichtes zu benennen, ggf. noch ein paar Worte zum Autor bzw. zu der Situation, in der das Gedicht entstanden ist. Schön ist es, wenn Sie Ihre Beziehung zu diesem Gedicht benennen, z.B., warum Sie gerade dieses Gedicht ausgewählt haben. Vielleicht haben Sie das Gedicht auch „angepasst" und es dadurch zu „Ihrem" Gedicht gemacht. Machen Sie dieses transparent, es wird Ihnen viel Anerkennung einbringen.

Erfahrungsbeschreibung: Z.B. von einer eigenen oder fremden Erfahrung
Aktion: Z.B. Kerzen anzünden
Meditationsphase: Klar angeleitet und zeitlich begrenzt. Achtung: Hier besonders auf den Ausschluss von Störungen von außen achten!
Mantra: Worte der Kraft, Worte der Energie, die helfen können, eine bestimmte Schwingung zu erreichen.
Gebet, Geschichte: gemeinschaftliches oder persönliches Gebet, Geschichte (meist vorformulierter feststehender Text)
Abschluss: „Ich wünsche uns allen einen guten Tag / eine ruhige Nacht / noch viel Spaß beim Feiern!"
Segen: Ein Segen empfiehlt sich vor allem in christlichen Kontexten, er kann auch mit Segensgesten verbunden werden.

Die **Naturimpulse** beziehen die ursprünglichen Kraftplätze und Kraftorte mit ein. So sind z.B. alte Linden mit ihrer Ursprungskraft der Gemeinschaftsmittelpunktes nicht zufällig an diesem Ort und auch andere Naturphänomene (besondere Felsen, Quellen, Pflanzen) bekommen Aufmerksamkeit und werden in ihrer Unterstützenden spirituellen und heilenden Kraft mit einbezogen.

Kollegiale Fallberatung in der Natur

Beschreibung

Die kollegiale Fallberatung ist eine Form der kollegialen Beratung. Beruflich Gleichgestellte suchen gemeinsam nach Lösungen für ein konkretes Problem (für einen „Fall"). Der / die „Fallgeber / Fallgeberin" schildert den „Beratern / Beraterinnen" die Situation und lässt sich von diesen beraten. Die Berater und Beraterinnen müssen dabei nicht direkt mit dem Fall zu tun haben *(vgl. https://de.wikipedia.org/wiki/Kollegiale_Fallberatung)*.
Angelehnt an einer sehr streng strukturierten, dem „Heilsbronner Modell" laden wir in der folgend beschriebenen kollegialen Fallberatung die Naturräume mit ihren elementaren Kräften mit ein.

Inhalt

Die Teilnehmenden sind systematisch und fundiert in die Methodik der Kollegialen Fallberatung in der Natur eingeführt. Sie lernen die Regeln, Werkzeuge und Modelle kennen und erarbeiten Schritt für Schritt, an realen Praxisfällen, die selbständige Planung und strukturierten Durchführung der Beratungssitzungen.

Die Vorstellung des Problems wird in der Natur vorgenommen.
Dazu wurde Zeit zur Gestaltung mit Naturgegenständen im Vorfeld vereinbart.

Schritt 0: Rahmen klären / Beratungsmodell erläutern [5 min.]
- Zeitumfang (65 – 85 min.)
- 3 Rollen: Moderierende / Strukturierende / Kollegen und Kolleginnen
- Gestalten der Situation in der Natur (zu zweit)

Schritt 1: Falldarstellung [10 min.]
- Das Problem wird dargestellt
- Systemisch wird ein Naturbild im Naturraum zur Veranschaulichung dargestellt
- Zielformulierung: „Was soll mir / uns diese Beratung bringen?"
- Gruppe hört aktiv zu (Beobachtung / Introspektion)

Schritt 2: Interview / Nachfragen [5 min.]
- Weitere Informationssammlung durch die Gruppe
- Keine Beurteilung, Diskussion, nur Verständnisfragen
- Keine Lösungsvorschläge

Schritt 3: Gruppenfeedback / Sammeln von Assoziationen [10 min.]
- Supervisand / Supervisandin hört nur zu
- Wahrnehmungen werden benannt (Ich nehme wahr ...)
- Ausgelöste Gefühle werden genannt (Das löst bei mir ... aus.)
- Identifikation mit Personen aus dem beschriebenen Fall
- Keine Beurteilung, keine Diskussion

Schritt 4: Hypothesenfindung / Deutung ↔ „Sharing": eigene Erfahrungsberichte [5 - 10 min.]
- Suche nach Erklärungsansätzen für konflikthafte Beziehungen, Kommunikation und Strukturen
- Was ist das Problem hinter dem Problem?
- Evtl. Berichte eigener ähnlicher Erfahrungen

Schritt 5: Feedback des / der Ratsuchenden [5 - 10 min.]
Stellungnahme des / der Ratsuchenden zu:

- Was hast Du als Ratsuchender / Ratsuchende gehört?
- Was hat das bei Dir ausgelöst?
- Was hat Dich berührt / was passt für Dich nicht?
- Erkennst Du Muster aus anderen Situationen, die hier auch auftreten?
- Was stellst Du damit sicher?

Schritt 6: Lösungsideensammlung [10 min.]

- Gruppe schlägt Lösungsideen vor
- Keine Kritik, keine Bewertung
- Wichtig: Es gibt keine eindeutige Lösung oder Antwort – der / die Ratsuchende entscheidet

Schritt 7: Lösungsfeedback [5 - 10 min.]

- Stellungnahme des / der Ratsuchenden zu den Ideen
- Sortieren / Prioritäten festlegen
- Was spricht für oder gegen die jeweilige (ausgewählte) Lösung?

Schritt 8: Entscheidung / Planung weiterer Schritte [5 - 10 min.]

- Der / die Ratsuchende entscheidet sich für einen Lösungsweg.
- Veränderung im gestaltenden Naturbild die nächsten heilsamen Bewegung zur möglichen Lösung.
- Die Gruppe kann bei der konkreten Planung unterstützen und Tipps geben.

Schritt 9: Feedback der Teilnehmenden [3 - 5 min.]

- Was zieht jeder / jede einzelne aus der Beratung
- Das aufgebaute Energiefeld mit einem Ritual bewusst verlassen
- Dank an allen Beteiligten und dem Naturraum

Schritt 10: mögliche Rückmeldung vereinbaren

Das Buffet

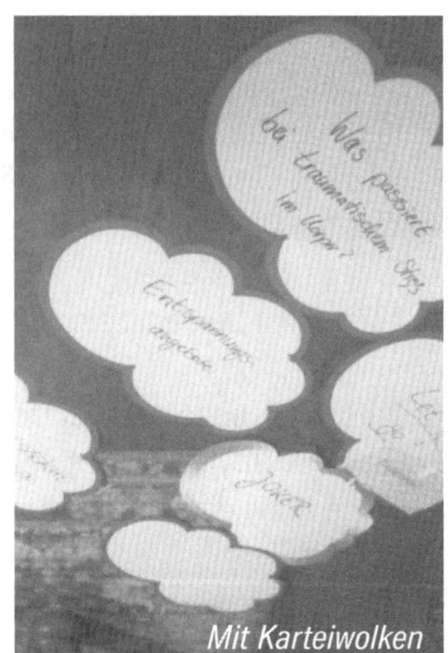
Mit Karteiwolken

Ein multiprofessionelles Team besteht aus systemisch ausgebildeten Menschen mit den verschiedensten Fachrichtungen: Systemische Natur- und Erlebnistherapie, Systemische Familien-Therapie, Systemische Trauma-Pädagogik und -Therapie, Systemisches Coaching usw.

Aus dieser systemischen Grundhaltung verwenden wir gerne die Metapher des „Buffets", um unsere Arbeitsweise verständlich zu machen:

Wie bei einem Buffet präsentieren wir zu Beginn der gemeinsamen Tage eine Vielzahl von inhaltlichen und methodischen Möglichkeiten, die für die gemeinsame Zeit denkbar sind. Was wir anbieten ist kein Seminar, keine Fortbildung und keine in sich abgeschlossene Therapie: vielmehr verbringen wir gemeinsame Lebenszeit miteinander – nicht mehr und nicht weniger!
Wir arbeiten dabei nach einem offenen Konzept, bei dem die Fachexperten und Fachexpertinnen des Teams mit ihren Kompetenzen und Persönlichkeiten rund um die Uhr zur Verfügung stehen. Die „Arbeitseinheiten" werden erst kurzfristig inhaltlich und methodisch geplant und in die bestehende Tagesstruktur eingepasst. Durch parallele und nebeneinander laufende Angebote, Gespräche und/oder Trainingseinheiten wird ein optimales Abdecken der Bedürfnisse aller Personen möglich. Je nach Wunsch wird dies in Form von Einzelgesprächen, Familiengesprächen, Teamgesprächen oder bei Erlebnissen im Naturraum durchgeführt.

Wir bedienen uns bezüglich des Buffets folgender Metaphern:

- Niemand kann (oder soll) bei einem aufgebauten Buffet alle Angebote aufessen (probieren kann man ja ruhig ...).
- Die Geschmäcker sind verschieden, deshalb gibt es viele verschiedene „Speisen", aus denen jeder seine derzeitige „Lieblingsspeise" selbst auswählt.
- Das Buffet wird täglich neu aufgebaut, so dass sich niemand beispielsweise schon montags entscheiden muss, was er donnerstags essen möchte.
- Jeder entscheidet selbst, was ihn sättigt, wann er satt ist und wie viel Dessert er mag.
- Das Buffet fordert deshalb ein Herausfinden des eigenen Bedürfnisses („Worauf habe ich gerade Lust/Hunger?") und die Eigenverantwortung, sich auch selbst am Buffet zu bedienen (d.h. ich muss äußern, was ich möchte, um die entsprechende „Speise" auch zu erhalten).
- Das Buffet kann bei besonderen Wünschen auch gerne erweitert werden.

- Das Tempo beim „Essen" bestimmt jeder selbst („Wann mache ich Pause, wann ist mir Erholung und Kraftschöpfen wichtiger als Themen-Bearbeitung?").
- Alles kann, nichts muss: Alle „Arbeitseinheiten" sind absolut freiwillig, es gibt kein „Pflichtprogramm" außer unserem Wunsch, in der täglichen Morgen- und Abendrunde den jeweiligen Tag gemeinsam mit allen zu beginnen und zu beenden und auch zu planen und zu organisieren.

Zur Vielzahl der möglichen Themen, die wir in unserer bisherigen Arbeit angehen konnten, gehörten unter anderem Familienthemen (aus der Herkunftsfamilie und der Jetzt-Familie), Trauma-Folgestörungen, psychische und körperliche Erkrankungen, Depression, Trauer, Burnout, Perspektiven-Planung, Kollegiale Beratung/Supervision, Trauma-zentrierte Fachberatung und anderes mehr.
Dabei geht es uns nicht um die „endgültige" Bearbeitung dieser Themen, sondern vielmehr darum, einen zeitlich und methodisch begleiteten Rahmen anzubieten, in dem schwierige oder „liegengebliebene" Themen „auf den Tisch" kommen dürfen, um dann zu schauen, wie jetzt und in nächster Zukunft damit weitergelebt werden kann. Deshalb verstehen wir unsere Arbeit auch nicht als abgeschlossene Therapie (trotz unserer Ausbildungs-Hintergründe und der verwendeten Settings und Methoden), sondern als professionelles Begleiten der Menschen bei der Bearbeitung ihrer Anliegen.
Wenn wir von unseren Time-In®-Maßnahmen und dann auch noch von La Palma erzählen, erhalten wir immer wieder Reaktionen wie „Das ist ja eine Intensiv-Therapie!" oder aber „Ach, ihr fahrt gemeinsam in Urlaub!". Es hat von beidem etwas: Es ist meistens sehr intensiv, und die Erholungs- und Kraftschöpfungs-Seite wollen wir dabei stets auch im Blick behalten, damit die Menschen auch „gestärkt" nach Hause fahren können und nicht „durch den Wind sind" ...

Den eigenen Platz suchen und finden

Die Platzsuche kann einzeln oder als Gruppe durchgeführt werden. Die Teilnehmenden werden gebeten, sich in der Natur einen Platz zu suchen. Die Vorgabe kann z.B. lauten: „Findet den eigenen Wohlfühlplatz. Findet euren Ressourcenplatz. Findet einen Platz, der euch an eure Kindheit erinnert. Finde einen Lösungsplatz. Finde den Platz, der Dich im Moment anzieht." Die Teilnehmenden sollen dann wahrnehmen, wie verschiedene Plätze in der Umgebung auf sie wirken, mit verschiedenen Plätzen experimentieren und dann an einem Platz verweilen. Der „eigene Platz" darf dann auf den Teilnehmer / die Teilnehmerin wirken, der Naturraum als Ganzes soll wahrgenommen werden. Bei einer Platzsuche mit einer Gruppe suchen alle Gruppenmitglieder Hölzer oder Stämme zusammen und bilden daraus einen gemütlichen Versammlungs-, Ruhe – und Diskussionsort, zu dem nach den Übungen immer wieder zurückgekehrt werden kann. Aus Wetterschutz- und Komfortplatzgründen kann auch eine Plane gespannt und wenn möglich eine Feuerstelle in der Mitte ausgehoben werden.

Das Vertraut werden mit einem eigenen Platz ist eine Einstiegsübung und öffnet den Raum für ein Thema, um das es in diesem Moment für diese Person geht und verbindet sie mit der Natur. Der eigene Platz kann immer wieder aufgesucht werden, als Rückzugsplatz oder um in Interaktion mit dem eigenen Thema zu gehen.

Sich in einer Gruppe einen Versammlungsplatz zu schaffen, an den man immer wieder zurückkommt, schafft Orientierung und Gemeinsamkeit. Es ist wichtig, ein Zentrum zu haben, an dem sich alle Personen orientieren können, von dem aus sie ihren Platz suchen und finden. Für die eigene Prozessarbeit ist das wichtig, da es Sicherheit gibt. Einzeln sein, aber doch auch in der Gemeinschaft.

Solo

Das „Solo" ist sowohl Setting als auch erlebnistherapeutische Methode. Protagonisten suchen sich dabei einen ungestörten, meist einsamen Ort (so, dass das gemeinsame Lager nicht gesehen werden kann) und richten sich dort ein. Dieser Platz wird dabei für eine gewisse Zeit nicht verlassen, und man verweilt in der Regel mindestens eine Nacht, d.h. von Sonnenunter- bis Sonnenaufgang, dort, mitunter auch mehrere Tage.
Das Solo ist eine Möglichkeit zur Selbsterfahrung und Persönlichkeitsentwicklung.
Es lädt die Menschen zu einer kontemplativen Reise ein, um bei sich zu verweilen, oft auch um sich zu einem speziellen Thema Gedanken zu machen.

In rituellen Strukturen kann ein gut platziertes Solo den Prozess unterstützen. Beispielsweise ist es häufig vor Initiations- (lat. Einweihung) respektive Wachstumsschritten und deren Bekanntgabe angelegt (Visionssuche).

Reinhold Messer erwähnte in einem Vortrag vom 24.07.2018 auf dem Kornplatz, dass die Rückkehr vom Berg wie eine „Neugeburt" sei.

Wir verstehen die große Kraft des Solos insbesondere darin, in die „Eigenverantwortung" zu kommen. Wir wachsen an der Auseinandersetzung mit eigenen Ängsten. Im Solo gestaltet sich die Begegnung mit den gewonnenen Eindrücken in und mit der Natur mit am stärksten.

Die Wildnis bietet dabei mehr als „nur" den Rahmen. Sie ist Medium und Lernraum für Persönlichkeitsentwicklung. Sie ist die wirkliche Therapeutin. Der Weg führt zurück zu den Ursprüngen, zu Urphänomenen und Urerfahrungen menschlicher Entwicklung.

Unser Körper-Gedächtnis erinnert sich dabei an ganz archaische Tätigkeiten wie das Feuer machen, das „nomadische" Ziehen, das Leben im Einklang mit den heilsamen Kräften der Elemente in der Natur.

Sonnenaufgangswanderung

Sonnenaufgänge und Sonnenuntergänge stellen immer eine besondere Naturerfahrung dar. Beides sind klar sichtbare, uns voll umgebende Naturprozesse. Es sind kurze Übergangs- und Schwellenzeiten, in die wir uns hinein geben. Der Wechsel von Dunkelheit zu Licht (und umgekehrt) berührt uns auf einer tieferen Ebene und lässt uns die Zyklen von Werden und Vergehen direkt „als Zuschauer" miterleben. Die Sonne im Auf- und Untergehen zu erleben, wirkt archetypisch tief: Dieser Moment ist heilig, und für eine kurze Zeit verbindet sich die irdische Welt mit der Anderswelt. Alles wird EINS! Wir genießen einen Moment des Friedens in unseren Herzen, wenn Himmel und Erde sich berühren.

Bei einer Sonnenaufgangswanderung ist das Ziel eine Anhöhe oder ein Berg. Am frühen Morgen, noch in der Dunkelheit, startet diese Wanderung. Schritt für Schritt nähert man sich dem Aussichtspunkt, um dort ganz bewusst die Wiederkehr der Sonne zu erleben. Der meditative Aufstieg bewirkt das ganzheitliche Ankommen bei diesem Sonnenritual, das tiefe Heilkräfte in uns wecken kann.

Begleitend hierzu kann man auch zusätzlich eine kleine Feuerzeremonie (Agnihotra) durchführen, wenn man den Naturraum heiligen möchte. Agnihotra ist die einfachste Feuertechnik der Homa-Therapie und wird genau zu Sonnenaufgang und Sonnenuntergang durchgeführt *(vgl. https://www.homatherapie.de/de/agnihotra.html).*

> *"It was sunsets that taught me that beauty sometimes only lasts for a couple of moments, and it was sunrises that showed me that all it takes is patience to experience it all over again."*
>
> *A.J. Lawless*

Rituale & rituelle Gestaltungen

Rituale haben eine bestimmte Form und einen bestimmten Inhalt. Sie werden mit einer ganz bestimmten Absicht bzw. Intention vollzogen. Die Unterscheidung, ob es ein echtes Ritual oder nur eine Gewohnheit ist, zeigt sich am Grad des Bewusstseins, bzw. Unbewusstseins. Unser Bewusstsein heilt Körper, Seele, Erde und Universum.

Wenn wir mit dem Grundgedanken handeln, die Erde zu stärken und uns auf die Werte der Schöpfung und auf die Harmonie der Lebewesen zu besinnen, dann freut sich Mutter Erde und wir werden liebevolle Energie von ihr zurückbekommen.
Hierbei ist aufzupassen, mit welcher Intention ich ein Ritual durchführe, denn auch negative Kräfte können potenziert werden. Jede Aktion zieht eine Reaktion nach sich.

In einer Gruppe potenziert sich die Kraft des Rituals.

Ablauf eines Rituals

- Die Vorbereitung auf das Ritual
- Hilfreiche Kräfte des Rituals
- Der richtige Ort
- Reinigung
- Einstimmung
- Begrüßung
- Anrufung und Ehrung der vier Grundelemente
- Der Kern des Rituals
- Abschluss des Rituals

Rituelle Gestaltungen

Rituelle Strukturen dienen zur Intensivierung, Verdichtung und Steigerung der Effizienz und Effektivität pädagogischer und therapeutischer Prozesse. Auch wenn dies bisher kaum theoretisch beschrieben wurde, wird dies in der Praxis schon seit je her angewendet. Archetypische Grundmuster für Entwicklungsschritte finden sich auf der ganzen Welt, angefangen bei der aristotelischen Dramaturgie über den von Joseph Campbell beschriebenen Monomythos bis hin zu den Drehbüchern von Hollywood. Die Systemische Erlebnispädagogik sowie die Systemische Natur- und Erlebnistherapie knüpfen an dieses Wissen an und bringt es mit den Forschungsergebnissen des Instituts „planoalto" zu Ritualistik und den Wirkungsfeldern ritueller Strukturen in der Pädagogik und Therapie zusammen. Rituelle Strukturen werden schon seit vielen Jahren erfolgreich für die Konzeption einzelner Aufgaben und Settings bis hin zu der Gestaltung ganzer Lehrgänge angewendet. Was ist nun der Unterschied zwischen rituellen Gestaltungen und einem Ritual? Rituelle Gestaltungen unterscheiden sich vom Ritual insofern, dass sie keine spirituelle, religiöse oder kulturelle Tradition darstellen. Analog zum Ritual folgen sie aber auch einer klaren Struktur, finden in speziell gestalten Räumen statt, führen zu Handlungen, die nicht alltäglich sind und bedürfen ebenfalls einer klaren Leitung. Sie finden gezielt und geplant statt und begleiten einen Entwicklungsprozess. Sie initiieren aber keine feinstofflichen Grenzerfahrungen. Rituelle Gestaltungen bedürfen der Einbindung in ein übergeordnetes System, einen größeren Kontext. Ressourcenorientierte, rituelle Strukturen, die auf Salutogenese und Lösungen fokussieren, erlauben es den Teilnehmenden, sich durch die Klarheit des äußeren Rahmens mit allen Sinnen einzulassen und sich von der kollektiven Übereinstimmung (morphisches Feld) tragen zu lassen. Rituelle Gestaltungen eignen sich zum Beispiel für Momente des Dankes und der Würdigung, für den Zeitpunkt der Übernahme von Verantwortung oder einer Aufgabe. Sie unterstützen Übergänge wie einen Neubeginn, einen Abschluss, markante Veränderungspunkte und Meilensteine oder Momente der Übergabe und Rückgabe. In der Systemischen Erlebnispädagogik und -therapie bieten sich Naturräume für rituelle Gestaltungen optimal an. Bisweilen benötigen diese Räume einen anderen Zugang als er in rituellen Strukturen üblicherweise gebraucht wird: So kann eine Hängebrücke, eine Höhle oder ein steiles Schneefeld oft nur einzeln und in Ruhe betreten werden. Andere Plätze können sein: Eine Waldlichtung mit einem zentralen Feuer oder ein gewundenes Fluss-Stück, das sich für Solocamps anbietet uvm.

Für eine rituelle Gestaltung können wir uns in einen Wald begeben, zu einem Baum oder an einen anderen, für uns besonders heiligen Ort. Wir können dies aber auch ganz einfach nur zuhause mit einer Kerze erleben. Eine rituelle Gestaltung unterscheidet sich von einem „Ritual" darin, dass die RG unabhängig von Kultur, Religion und Tradition entstehen kann. Meist ist der Begriff „Ritual" in derartigen Kontexten genutzt und verstanden. Ob ein bewusst inszenierter kurzer Moment mit einer Verbeugung am Flussufer, sich dann gegenseitig in die Augen schauen und einem lauten „Danke", oder eine komplexer konzipierte Struktur wie der Besuch einer Quelle mit Schwellenübertritten, symbolischer Ausgestaltung des Ortes, Gesang und anderen verstärkenden Elementen – bei allen Gestaltungen sind grundlegende Rahmenbedingungen zu empfehlen:

- Wahl des Ortes/Platzes(drinnen o. draußen) sowie die Zahl der Teilnehmenden (alleine oder Gruppe) beeinflussen das Konzept, die Struktur und die Gestalt
- Absicht (z.B. Dank, Verstärkung, Schutz & Sicherheit, Anrufung etc.)
- ersichtlicher und verständlicher Anfang und Ende (räumlich und zeitlich)
- für alle TN möglichst einfache und nachvollziehbare Struktur (um möglichst wenig denken und sich merken zu müssen)
- Transparenz (keine verdeckten „gut gemeinten" Absichten)
- Freiwilligkeit & Einverständnis

Eine rituelle Gestaltung kann alleine oder in einer Gruppe durchgeführt werden. Zum Beispiel indem jeder einzeln einer Bewegung nachgeht und die Gruppe den Prozess bezeugt, ggf. unterstützt durch das Auflegen der Hände. Die Gestaltung kann aber auch jeder für sich alleine an einem sicheren Ort durchführen. Es kommt darauf an, was gerade stimmig ist. Eine gemeinsame Aktion kann die Wirkung verstärken, aber auch eine rituelle Gestaltung in einem Solo kann den persönlichen Horizont erweitern.

Die Figur der RG an sich ist neutral, erst durch die Absichtserklärung wird beschlossen, ob z.B. Heilvolles, Heiliges oder auch Profanes u.v.m. gerufen, verabschiedet, bedankt etc. werden soll.

Beispiel: Ich kann einen Wald mit einem geschulterten Gewehr betreten, oder nur um frische Luft zu schnappen. Oder aber, um im Schatten eines für die TN besonderen Baums einen Ableitungsprozess einzuleiten. Egal, welche Absicht ich habe: es bleibt immer derselbe Wald, nur unsere Haltung und Bewusstsein verändern unsere Wahrnehmung und die unserer Umwelt ebenfalls, weil wir entsprechend anders wahrgenommen werden, was mit einer RG eingeleitet, verstärkt und unterstützt werden kann.

Wir können uns auf einen Berggipfel begeben, den wir mit hingebungsvoller Mühe erklommen haben und der dadurch für uns mit einer besonderen heiligen, höheren Energie aufgeladen ist.
Dort können wir uns mit dieser höheren Kraft verbinden, indem wir zum Beispiel die Stirn, das Herz oder den ganzen Körper auf die Erde legen, mit der Bitte, dass wir aufgeladen werden. Wenn es in der Situation passt, können wir das sogar nackt tun, um ganz frei von Masken und äußeren Hüllen zu sein, wie bei der Geburt. „Sich gesehen zu fühlen von einer mehr als menschlichen Welt und dabei ohne Scham und Wertung im Gefühl der Fülle zu sein" kann Tore öffnen.

Wenn wir uns dann vollkommen hingeben, uns der Erde widmen um in einer empfangenen Haltung alles aufzunehmen, können wir die Erfahrung einer Botschaft oder Einweihung machen. Dies gelingt besonders an Orten und mit Elementen, die für uns eine heilige Kraft ausstrahlen.

Rituelle Platzgestaltung

Platz- und Objektgestaltungen sind weitere Kreativtechniken: Der Schlafplatz, Gruppenplatz oder der persönliche Sitzplatz wird mit Naturmaterialien kreativ gestaltet. Bei dieser einfachen Arbeit wird nicht die Tiefe erreicht wie bei anderen Methoden, wie z.B. der Biografiearbeit, jedoch auch bei der Platzgestaltung geschehen wichtige Dinge in Bezug auf Selbstreflexion und Gruppenprozesse. So können bei der Platzgestaltung Ressourcen und Grenzen der Teilnehmer und Teilnehmerinnen sichtbar werden, die dann in der weiteren Arbeit aufgegriffen werden können. Dazu kommt, dass ein gemeinsam gestalteter Gruppenplatz oder ein selbst gestalteter Einzelplatz Vertrautheit und ein Gefühl von „Heimat" schaffen kann. Die Leitung sollte dabei darauf achten, dass die Platzgestaltung dem jeweiligen Arbeitsrahmen entspricht: Manchmal reicht es sogar, ein bestimmtes Gebiet miteinander zu säubern und als Arbeitsplatz zu definieren. Vielleicht geht es aber auch darum, einen „leeren Raum" zu schaffen, in dem sich dann etwas verdichten kann. Dann werden ein Zentrum und eine Begrenzung geschaffen und der Platz durch ein kleines Ritual „eingeweiht". Aber auch Objekte können gestaltet werden, z.B. Brücken, Backöfen etc., die dann eine ganz praktische Funktion haben, aber trotzdem auch eine kreative Dimension enthalten. Wenn kreative Werke entstehen dürfen, wird ein weites Spektrum von Ressourcen sichtbar und es können sich leicht Gruppenprozesse entwickeln. Selbstbilder, Gruppenbilder, Darstellungen von Systemen, Lebensthemen uvm. können auch durch die Gestaltung von Skulpturen sichtbar gemacht werden. Anders als bei der szenischen Arbeit des „Skulptings", wo durch Platzierung von Menschen und das Experimentieren mit Körperhaltungen Fragen & Antworten nachgegangen wird, werden bei der kreativen Skulpturarbeit Naturmaterialien verwendet. Auch in dieser Arbeit können sich unbewusste oder bis dahin unbekannte Aspekte zeigen und angesehen werden.

Räuchern

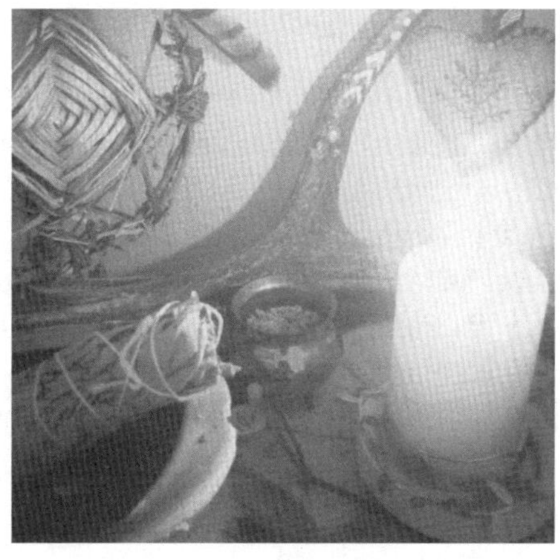

Das Räuchern ist eine sehr alte Tradition, die seit Urzeiten verschiedenen Zwecken diente: Ob energetische Reinigung von Haus und Hof oder für religiöse Zwecke und Rituale – Menschen der unterschiedlichsten Kulturen und Zeitepochen waren von der besonderen Wirkung des Rauchs auf Körper, Geist und Seele überzeugt. Beim Räuchern werden getrocknete Pflanzen, Harze oder Hölzer verbrannt und damit werden ihre wertvollen Eigenschaften und Inhaltsstoffe in Rauch verwandelt. Dies geschieht sowohl auf der grobstofflichen wie auch auf der feinstofflichen Ebene: Die Kraft und Essenz der ausgesuchten Pflanze wird vom irdischen in die geistige Ebene transformiert, es entsteht sozusagen eine „Brücke" zwischen dem Sichtbaren und dem Unsichtbaren. Eine Räucherung kann reinigend, klärend, stärkend, beruhigend und transformierend sein, kann dazu beitragen, einen „heiligen Raum zu schaffen", Rituale zu unterstützen, der Rauch kann aber auch energetisch in die Aura eines Menschen eingespeist werden. Traditionell werden die Pflanzen dabei in einer Muschel geräuchert und mit einer Feder verteilt, denn damit vereinen sich alle vier Grundelemente: Das Wasser (Muschel), die Erde (Pflanzen), die Luft (Feder, Rauch) und das Feuer.

Begründung

Das Räuchern unterstützt uns dabei, uns zu fokussieren und im „Hier und Jetzt" zu sein. Unsere Sinne werden angeregt und störende Gedanken und Anhaftungen können aufgelöst werden. Sollte es Stellen im Körper geben, die schmerzen, oder an die der Rauch wie von alleine hingeht, kann man diese besonders intensiv beräuchern, da sich Blockaden und toxische Energien manchmal an bestimmten Stellen sammeln.

Zur Einstimmung eines Prozesses können folgende Pflanzen gut verwendet werden:
Lavendel: Klärend, beruhigend, segnend, belebend, unterstützt die Schönheit
Zeder: Stärkend, erleichtert die Öffnung zu himmlischen Dimensionen, unterstützt Ausgewogenheit/Gleichgewicht
Salbei: Klärend, reinigt die Atmosphäre, stimmt auf Meditation und Rituale ein (Salbei kann auch während des Prozesses öfter verwendet werden)

Organisation / Sonstige Hinweise

Eine einleitende Erklärung, was genau beim Räuchern passiert und der Hinweis auf die Freiwilligkeit unterstützen die Bereitschaft, sich auf das evtl. noch unbekannte Räuchern einzulassen. Beispiele wie „das Räuchern ist mit einer energetischen Dusche zu vergleichen" können dazu beitragen, Menschen das Räuchern näherzubringen.

Mantra singen

Mantras sind Worte der Kraft, Worte der Energie, die helfen können, eine bestimmte Schwingung zu erreichen. Schon die alten Weisen im historischen Indien wussten um die starke Wirkung von Mantras. Das gleichmäßige Wiederholen bestimmter Wörter und Sätze soll den Geist in einen tranceartigen, meditativen Zustand versetzen. Gleichzeitig können Mantras dabei helfen, den Geist zu fokussieren und negative Gedankenmuster aufzulösen. Das Singen von Mantras hat eine eigene Schönheit: Ursprünglich war das Singen von indischen Liedern zur Verehrung des Göttlichen (meist in Sanskrit) gedacht. Aber auch Mantras und Lieder in anderen Sprachen können ein Weg sein, um eine bestimmte Schwingung zu erschaffen, die wir mit normalen Worten und Gedanken gar nicht erreichen, z.B. eine „Herzschwingung". Musikinstrumente, wie Flöten, Trommel oder Rasseln können dabei das Singen unterstützen.

Begründung
Das Singen von Mantras wirkt auf körperlicher, energetischer und emotionaler Ebene. Die positive Wirkung des Singens hat viel mit der Atmung zu tun, denn der Körper wird beim Singen vermehrt mit Sauerstoff versorgt. Beim Singen in der Gruppe gleichen sich die Herzfrequenzen an und stabilisieren sich gleichzeitig. Das ist nicht nur gesund für das ganze Herz-Kreislauf-System, sondern macht auch nachweislich glücklich!

Organisation / Sonstige Hinweise
Es ist hilfreich, vor dem Singen die Liedtexte ausgedruckt an die Teilnehmenden zu verteilen. Das sorgt dafür, dass alle schneller mitsingen können. Der Text kann auch im Vorfeld einmal für die Gruppe ausgesprochen werden, so dass alle es leichter haben, bei dem Lied mitzusingen. Wenn wir alleine singen möchten, sollte das vorher angekündigt werden.

Externalisieren

Wortbedeutung: Externalisieren bedeutet: Etwas nach außen verlagern (allgemein). Man versteht darunter: Umwandlung von implizitem Wissen (z.B. unausgesprochenes Erfahrungswissen) in explizites Wissen (durch Verbalisierung und damit verbundener Bewusstwerdung)
Oftmals identifizieren sich Menschen mit ihrem Problem oder ihrem Verhalten. Bei der Externalisierung wird zwischen der Person, die eine Störung oder ein bestimmtes Verhalten zeigt, und dem „Problem" unterschieden. Dieses wird sozusagen „ausgelagert". Bei dieser Methode wird der oder die Teilnehmende aktiv dabei unterstützt, sein oder ihr „Problem" von sich, seinem Leben und seinen Beziehungen zu separieren. Diese Trennung kann dem Teilnehmer oder der Teilnehmerin dabei helfen, dass er oder sie sich nicht mehr von dem Problem beherrscht fühlt, sondern in eine Selbstwirksamkeit kommt, in der er oder sie die Möglichkeit und die Kompetenz erlangt, das Problem zu bearbeiten und eine Veränderung herbei-

zuführen. Diese Methode wird durch Gespräche mit dem Teilnehmer oder der Teilnehmerin umgesetzt, in denen neue Bezeichnungen, Begriffe und Definitionen benutzt und gemeinsam festgelegt werden. Unterstützt wird diese Methode durch die Verwendung von Gegenständen (Naturmaterialien), die als Symbol die Externalisierung noch mehr untermauern und sichtbar machen. Besonders bei Externalisierungen ist auch das Sichtbarmachen der Lösung, der Ressourcen und der heilenden Schritte. Der Perspektivwechsel, auch die Adlerperspektive, ermöglicht es, mit Abstand und mit entfremdeten Materialien auf seinen Lebensabschnitt zu schauen.

Beispiel für Externalisierung: Lebenslinie
Bei dieser Übung wird der Teilnehmer oder die Teilnehmerin gebeten, seine oder ihre Vergangenheit und Gegenwart mit Hilfe von Naturmaterialien, Symbolen und entzündeten Feuern darzulegen. Hierzu wird ein besonderer Platz gewählt, und die Materialien werden vom Teilnehmer oder der Teilnehmerin selbst ausgesucht. Die Begleitung besteht aus Gesprächen, in denen der Teilnehmer oder die Teilnehmerin die Wahl seiner oder ihrer Symbole erklärt. Eine besondere Form der Biografiearbeit, in der Ereignisse, Lebensphasen, Krisen, aber auch besonders positive, stärkende Begebenheiten externalisiert und nach außen sichtbar gemacht werden.

Visionsarbeit

Visionen (vom lateinischen „visio", das „Gesicht", frei übersetzt mit „Erscheinung") sind selbst geschaffene, emotionale Bilder der persönlichen Zukunft, die man erreichen möchte oder sich wünscht. Nicht zu verwechseln mit „Zielen". Visionen deuten nur eine bestimmte Richtung an. Bei der Visionsarbeit geht es darum, zu visualisieren, welche Zukunft wir erschaffen möchten, ein persönlicher Wunsch und eine bestimmte Ausrichtung, die wir unserem Handeln geben möchten. Laut Hüther bestimmen diese inneren Bilder unser Denken, Fühlen und Handeln (vgl. Hüther, 2005). Darin enthalten sind Visionen und Ideen von dem, was wir sind, was wir für erstrebenswert halten und was wir gerne erreichen wollen. Diese „innere Landkarte", die neben der Zukunft auch Vergangenheit und Gegenwart beschreiben kann, nutzen wir in der Visionsarbeit.

Beispiel für Visionsarbeit: Zukunftsbild in der Natur gestalten
Die Natur bietet verschiedene Möglichkeiten, das persönliche Zukunftsbild zu gestalten. So können sich die Teilnehmenden zum Beispiel durch eine geführte Meditation auf eine innere Reise in die Natur begeben. Wir visualisieren hierbei verschiedene Naturbilder.

Auszüge der Meditation „Innerer Seelenraum": *„Ich sitze auf einer Bank am Fuße des Berges. Vor mir fließt ein Bergbach. Eine Brücke überquert den Bach. Ich stehe nun auf und gehe über meine Brücke über den Bach. Mein Weg geht am Berg entlang, auf der rechten Seite das Wasser des Baches, der mich begleitet." […] „Auf der Wiese befindet sich ein Haus, mit geschlossenen Fenstern und einem dichten Dach. In diesem Haus wohnt meine Seele. Von außen kann ich sehen, wie es meiner Seele geht."*

Die Visionsarbeit kann aber auch ganz praktisch in einer Übung mit Naturmaterialien durchgeführt werden, in der sich der Teilnehmer oder die Teilnehmerin aus ausgewählten Materialien und Elementen sein oder ihr persönliches Zukunftsbild kreativ ausgestalten darf. In beiden Fällen ist eine intensive Nachbesprechung und eine Aufarbeitung der Ergebnisse wichtig.

Übung 1: Gestalte Dein Zukunftsbild in der Natur –
Meditationsbegleitung in die persönliche Zukunft

Meditationstext:
Ich werde Sie während der Wahrnehmungsübung mit „ich" ansprechen.

Ich komme auf meinem Platz an und schließe, wenn ich möchte, meine Augen im Wissen, dass ich sie jederzeit wieder öffnen kann. Ich habe eine angenehme Körperhaltung, stehe oder sitze fest auf dem Boden. Der Boden ist fest und hält. Er trägt mich.

Mein bekannter Freund der Atem fließt. Von oben nach unten nehme ich den Körper war.

Ich lenke meine Aufmerksamkeit in den Kopf, was mir in der Regel leicht fällt. Dort lasse ich meine Gedanken in Richtung Schulter abfließen und sie dehnen sich aus. Ich lenke nun meine Aufmerksamkeit auf die Schultern, den Rücken, den Po, die Beine und die Füße, die fest auf dem Boden stehen.

Ich sitze auf einer Bank am Fuße des Berges. Vor mir fließt ein Bergbach. Eine Brücke führt über den Bach. Ich stehe nun auf und gehe über die Brücke zum anderen Ufer. Mein Weg verläuft erst geradeaus, steigt an, wird steiniger und windet sich an großen Felsen vorbei, immer weiter nach oben. Zum Ende hin wird der Steig immer schmaler und steiler. Das letzte Wegstück führt treppenartig über Felsstufen hinauf. Dann erreiche ich den Aussichtspunkt auf dem Grat einer Bergscharte. Abgesichert durch ein stabiles Geländer kann ich auf beiden Seiten weit hinunter schauen. Von dort kann ich links den Weg zurück blicken in meine Vergangenheit und dann rechts, auf der anderen Seite des Berges, in die Zukunft.

Ich schenke meinem Rückblick und meinem Ausblick ein fernes Lächeln und nehme wahr, was sich hier mir zeigen mag.

Wenn ich jetzt wieder vom Berg hinabsteige, wandere ich den gleichen Weg zurück bis zum Bach, an dem die Brücke ist. Ich überquere wieder die Brücke und setze mich erneut auf die Bank am Fuße des Berges und spüre den festen Halt unter den Füßen.

Nun zähle ich von 10 bis 0 rückwärts. Wenn ich bei 0 angekommen bin, bin ich wieder zurück im (Natur)raum. Bei 0 öffne ich die Augen. 10 – 9 – 8 – 7 ... ich zähle langsam für mich in meinem eigenen Tempo.

Dann darf ich mich dehnen und strecken!

Anschließend: Abfragen, ob jemand nichts gesehen hat?

Begründung
Freiwillige Teilnahme ist besonders wichtig. Damit wird auch die „Seele" gefragt, wie weit sie ihren Seelenplan zeigen möchte. Die anfängliche Entspannungsübung, dient der Erdung und unterstützt Bilder in der Imagination. Beim Herauszählen sollte unbedingt überprüft werden, ob die Teilnehmenden alle wieder von der Meditation zurück und im „Hier und Jetzt" angekommen sind.

Organisation / Sonstige Hinweise
Es ist zu fragen, ob jeder wieder gut von der Meditation zurückgekommen ist. Jeder sollte auch ein paar Worte sagen, damit der Anleiter überprüfen kann, ob er wieder ganz im Hier und Jetzt angekommen ist. Wenn dies noch nicht der Fall ist, wird noch einmal rückwärts gezählt und erdende Übungen angeboten. Das Erlebte wird anschließend aufgearbeitet.

Übung 2: Zukunftsbild mit Naturmaterialien in der Natur gestalten
Die Teilnehmer und Teilnehmerinnen der Meditation bekommen die Möglichkeit, ihr Bild in der Natur mit Gegenständen zu gestalten. Wenn die Teilnehmer und Teilnehmerinnen keine oder kaum Bilder hatten, können sie ihr Bild (intuitiv) so gestalten, wie sie es in diesem Moment gestalten möchten. Abschließend werden Fotografien des Bildes erstellt. In der Gruppe wird vom Erlebten berichtet, und die Bilder werden gemeinsam besichtigt.

Begründung
Durch das Gestalten der inneren Bilder hole ich meine Wünsche und Bedürfnisse aus dem Unterbewusstsein an die Oberfläche. Dieses Zukunftsbild visualisiere ich als meinen Ausblick und verankere es auf ein Datum, wenn es möglich ist.

Organisation / Sonstige Hinweise
Diese Übung wird ganz achtsam durchgeführt. Bei Menschen mit psychotischen Störungen, insbesondere bei psychotischer Erkrankung, ist diese Methode nicht anzuwenden.

Die Nachbesprechung des Bildes und des Erlebten ist besonders wichtig. Hier kann die Begleitung auch ihre Impulse oder ihre Beobachtungen einbringen. Sie kann den Klienten / die Klientin gezielt durch Fragen zum gestalteten Bild (was ist das.... , was würde dieser Strauch wohl sagen, wenn er sprechen könnte... , etc.) aktiv darin unterstützen, die Thematiken im Bild deutlicher zu erkennen und zu verstehen und sich des damit verbundenen Entwicklungsprozesses bewusst zu werden. Auch das Weitergestalten des Bildes ist erlaubt, wenn es für den Prozess sinnvoll erscheint.

Die Aufarbeitung ist sehr wichtig, damit keine ungeklärten Themen als Reste in den erlebten Bildern der Teilnehmer nachwirken.

Diese Methode wurde aus unseren Erfahrungen aus dem „Coaching in der Natur" heraus eigens von uns entwickelt und lehnt sich an die Erfahrungen des **Katathym Imaginative Psychotherapie (KIP)** von Hanscarl Leuner an. Dies ist ein eingeführtes tiefenpsychologisch fundiertes Verfahren, das anfänglich unter den synonymen Begriffen **Katathymes Bilderleben (KB)** und **Symboldrama** bekannt wurde. Zwar werden Imaginationen in etlichen Psychotherapiemethoden verwendet, die KIP jedoch systematisiert ihre Anwendung am stärksten. Sie bietet außer dem verbalen Verfahren auch eine Förderung und Anregung der Symbolisierungsprozesse an, was als eine Voraussetzung für Änderungen der Persönlichkeitsstruktur angesehen wird (Wikipedia: „Katathym Imaginative Psychotherapie").

Archetypisches Arbeiten

Unter einem Archetyp (griech. „arche" = Ursprung, „archaios" = alt und „archos"= Führer) versteht man aus psychologischer Sicht (nach C.G. Jung) Inhalte des kollektiven Unbewussten, stets gegenwärtige, durch zahlreiche Wiederholungen typischer Lebenssituationen eingeprägte, universelle Ur-Formen. Diese prägen das Fühlen, Denken, Handeln sowie die Wahrnehmung der Menschen. Sie sind in die Tiefenschichten der Menschen verwoben, sind unbewusst im Hintergrund und doch wirksam. Wichtige Urformen sind bei Jung der Schatten, der Mutterarchetyp, der Kinderarchetyp, der alte Weise und Anima / Animus. Diese Archetypen erscheinen in verschiedenen Ausformungen. So kann der Mutterarchetyp als Mutter, Großmutter, Stiefmutter oder Amme sichtbar werden, aber auch als Himmel, Erde, Wald, Meer, Quelle, tiefer Brunnen, Backofen, Baum, Höhle, Hohlform oder hilfreiches Tier.
In der Systemischen Erlebnispädagogik und –therapie kann (durch kreativ-rituelle Prozessgestaltung) das Zusammenspiel bewusster und unbewusster Elemente des Handelns (von Archetypen und Bewusstsein) genutzt werden. Allein die Begegnung mit der Natur führt an ein archetypisches Erlebnis heran. Die Natur hat das Potenzial, Erfahrungen jenseits des persönlichen Horizontes zugänglich zu machen. Ein Beispiel ist die Gipfelerfahrung vieler Menschen, die ihre gesamte Bedeutungsdimension und Erlebnisdichte in den letzten Metern eines Berges erfahren. Aber auch eine sehr einfache Lebensweise mit elementaren Handlungen und die bewusste Inszenierung archetypischer Strukturen sind weitere bewusst

eingesetzte erlebnispädagogische Elemente, die bei Menschen etwas im Unbewussten berühren, das den Urbildern entspricht.
Auch in Mythos und Märchen oder Geschichten sind Archetypen gestalteter Ausdruck von Bildern, die in ihrer Urform im kollektiven Unbewussten ruhen. Die Methode des Mythenspiels bietet hier die Möglichkeit, durch das handelnde Einfühlen in eine Rolle ein neues Bewusstsein für den anklingenden Archetypus zu entwickeln. Protagonisten und Protagonistinnen erfahren z.B. die Kriegerin oder die Herrscherin in ihren ganz elementaren Funktionen und in ihrer Beziehung zueinander. Auf diese Weise erschließen sich einzelne Menschen und Gruppen über archetypische Motive, Handlungen oder Wandlungsschritte wertvolles Wissen über tiefere Schichten, über das Leben, die Welt und die Gemeinschaft. Sie erkennen übergeordnete Prinzipien und entnehmen diesen neue Erkenntnisse für die eigene Entwicklung (=> Metaphern, Mythen, Märchen, Rituale, Rituelle Strukturen)

Archetypische Handlungen:
Brot backen, Feuer machen, Fischen, Wasser tragen, Campbau, Fleisch braten

Archetypische Strukturen:
Monomythos, Initiationsrituale, Heilungsrituale, Waschung, Schwitzhütte

Archetypische Naturerfahrungen:
Berg, Solo, Wüste, Meer, Höhle, Wald, Fluss und See

Quelle: Zuffelato & Kreszmeier, 2022

Elementare Verschreibung

Eine Elementare Verschreibung bringt den Klienten oder die Klientin gezielt mit verschiedenen Qualitäten von Erde, Wasser, Feuer und Luft in Kontakt. „Verschreiben" ist in diesem Zusammenhang zu verstehen als „sich etwas hingeben", „sich etwas voll und ganz widmen". Man könnte aber auch sagen: Ärzte verschreiben Medikamente, Natur- & Erlebnistherapeuten verschreiben ihren Klienten/Klientinnen Aufgaben mit den elementaren Kräften der Natur.

Dieser Kontakt mit den Elementen wird über konkrete Handlungen und Erlebnisse hergestellt und löst Eindrücke aus, die intuitiv, spürbar und metaphorisch wirken. Diese Impulse sind „sinnlich" und „leiblich", sie wirken wie eine „elementare Kur" und werden von den Klienten und Klientinnen in der Regel als erholsam und wohltuend empfunden. Durch den intensiven Kontakt mit einem oder mehreren Elementen wird direkt an eine unterbewusste Ahnung angeknüpft, die sowohl die Elemente mit ihren Eigenschaften als auch deren Fähigkeit, unseres Inneres zu spiegeln, intuitiv erkennen kann.

Vgl. Kreszmeier in Pfeifer, 2019, S. 315 ff

Natursportarten

Natursportarten sind eine Form des Erlebens und der Interaktion mit der Natur, die auf verschiedenen Ebenen wirkt: Bewegungen richtig ausführen zu können und sich so erfolgreich und kompetent zu fühlen, wird in vielen Situationen als positiv erlebt. Sport und Bewegung beinhalten oft auch eine gewisse Leichtigkeit und eine Rhythmik, die positiv wirken kann. Es kann neben der eigenen Körperlichkeit aber auch die Natur intensiv erlebt werden und die dortigen Grenzen und Herausforderungen, wie z.B. die Kräfte des Wassers beim Paddeln auf strömendem Gewässer: Je nach Stärke der Strömung lässt sich das Boot nur noch schwer oder auch gar nicht mehr gegen die Wasserkräfte bewegen.

Auch werden Gravitationskräfte beispielsweise beim Radfahren oder beim Klettern zu einer erlebbaren Kraft der Natur. Starker Wind, Niederschlag oder Gewitter werden für die Teilnehmer und Teilnehmerinnen spürbar und beeinflussen die Aktivität: Ein Gewitter zwingt zum Abbruch einer Tour, und starker Gegenwind erschwert eine Fahrradtour.

Die Teilnehmer und Teilnehmerinnen erfahren Achtsamkeit, viele Sinneseindrücke, eine ganz eigene Erfahrung ihres Körpers und ihrer Sinneswahrnehmungen. Die Bewegung fordert körperlich und nimmt Spannungszustände – körperlich wie geistig. Intensive positive Erlebnisse und Momente der Naturerfahrung bleiben für immer im limbischen System gespeichert und als Erinnerung erhalten.

Beispiele für Natursportarten
Selbstfindung durch Klettern und Abseilen – traumapädagogische Arbeit an Sicherheit, Vertrauen und Beziehung: Die Teilnehmenden sollen sich erleben, über sich hinauswachsen. Sie erfahren ganz umfänglich Sicherheit beim Klettern durch sehr sensible Einführung und ganz sicheres und behutsames Anleiten, bis sie selbst den Mut zum Klettern und Abseilen aufbringen. Sie lernen Selbst- und Fremdvertrauen.

Erlebnistherapie durch Orientierungsläufe im weglosen Gelände – traumapädagogische Arbeit an Gefühlen im Hier und Jetzt: Teilnehmende sollen sich bewusst bei Aktionen zur Verantwortungsübernahme erleben. Durch die Führung einer Wanderung im weglosen Gelände kann ein guter Transfer in den Alltag der Teilnehmer hergestellt werden. (Tappen die Teilnehmer im Dunkeln, irren sie umher, treten sie auf der Stelle?)

Erlebnistherapie durch Biwak in der freien Natur – traumapädagogische Arbeit an Achtsamkeit und Bedürfnissen: Die Teilnehmenden sollen sich unter spartanischen Bedingungen selbst erleben und selbst finden, ihre Grundbedürfnisse und Körperreaktionen wahrnehmen – und das ohne Fremdeinflüsse. Die Wichtigkeit des Wohlbefindens durch z.B. Wärme, Trockenheit, Nahrung gewinnt an Bedeutung. Der Erfolg, es zu schaffen, kann die weitere Ausgangsbasis sein.

Erlebnistherapie durch kontinuierliche Wanderungen – traumapädagogische Arbeit an Zukunftsperspektiven: Die Teilnehmenden sollen Metaphern zum Leben finden, sich erleben, wie sie sich bei Zielen verhalten. Gemeinsam einen Berg besteigen, das Gefühl erleben, ganz oben zu sein. Im übertragenen Sinn Schritt für Schritt ein Ziel anstreben, erleben, dass es ein langer, beschwerlicher Weg ist.

Aufstellung

Bei dieser Methode wird insbesondere mit der energetischen Ebene und der Intuition gearbeitet. Die rationalen Erklärungsmuster werden im Anschluss durch die Reflexion im Transfer hinzugeholt. Durch die Externalisierung, dem „Nach-Außen-Bringens" des Problems, der Blockaden, und die Symbolisierung über die Elemente, wird eine Distanz zum wirklichen Problem und der Verstrickung geschaffen. Oft hilft Abstand und ein veränderter Blick, ergänzt durch zirkuläres Fragen, um den veränderten Blickwinkel einnehmen zu können. Diese Denkstruktur unterstützt die Teilnehmenden dabei, neue Lösungswege zu finden.

Beispiel mit dem Schwerpunkt Aufstellung: Elemente-Aufstellung
Bei dieser zweiteiligen Methode werden (Natur-) Gegenstände verwendet, mit denen eine bestimmte „Szene" kreiert wird. Im ersten Schritt soll sich die Teilnehmenden sechs Gegenstände aussuchen. Anschließend werden sie aufgefordert, den Gegenstand auszuwählen, der am ehesten ihr Selbst symbolisiert. Dieser wird im Raum aufgestellt. Danach sollen der Teilnehmer / die Teilnehmerin ein Symbol aussuchen, das am ehesten seine / ihre Vision (Lösung des Problems) symbolisiert und diesen im Raum in Bezug zum Symbol des „Ich's" aufstellen. Dann kommen die 4 Elemente ins Spiel: Es werden weitere Gegenstände in Bezug zu dieser Situation intuitiv dazu gelegt. Schritt für Schritt und Element für Element. (Also: Welcher Gegenstand symbolisiert für Sie am ehesten das Feuer? Wo würden Sie diesem Gegenstand einen Platz geben? Ebenso wird mit Gegenständen verfahren, die symbolisch das Wasser, die Erde und die Luft repräsentieren). Anschließend kann die Stimmung über das Bild beschrieben werden lassen. Wo spürt der Teilnehmer / die Teilnehmerin Symptome im Körper, welches Gefühl löst das Betrachten des Bildes aus? Im zweiten Schritt wird dann gemeinsam geschaut: Was wäre der nächste heilende Schritt für dieses Bild? Unter Anleitung werden die Gegenstände nun umgestellt, wobei jeder kleine Schritt vom Teilnehmer / Teilnehmerin nachgespürt wird. Wie wirkt das Bild auf den Teilnehmer / die Teilnehmerin, wie fühlt es sich im Körper an, wo kann er oder sie das im Körper spüren? Welche Hürden und Hindernisse sind dem Teilnehmer / der Teilnehmerin bewusst geworden? Wie gelangt er oder sie an eine Vision oder Lösung?

Gestalttechnik

Die Gestalttechnik ist eine Methode, in der vor allem die Intuition und die Kreativität im Vordergrund stehen. Bei der Gestalttechnik geht es nicht um ein künstlerisch wertvolles Ergebnis, sondern darum, seelische und emotionale Prozesse auf einer anderen, ungewohnten, im Außen gestalteten Ebene sichtbar zu machen und auszudrücken. Dabei wird die Selbstwahrnehmung gesteigert, speziell in Gruppen können hier zudem wertvolle Feedbacks von anderen Teilnehmenden generiert sowie Gruppenstrukturen sichtbar gemacht werden.

Beispiel für eine Gestalttechnik: Mit Naturmaterialien kreativ sein (Gruppenübung)
Jeder Teilnehmer sucht sich einen Gegenstand aus, mit dem er sich identifiziert und begründet dies im Gruppengespräch. Anschließend soll in der Stille, intuitiv, ganz im systemischen Sinne, gemeinsam ein Bild (Variante: ein Mobilé) gestaltet werden, Die Teilnehmer können intuitiv ihren Gegenstand zum Gemeinschaftsbild legen, wenn Sie das Gefühl haben, dass es gut passen würde. Anschließend wird das gemeinsame Bild besprochen: Wie wirkt es auf jeden Teilnehmenden? Welche Position hat jeder Teilnehmer in dem Bild? Welche Impulse gibt es zu dem Bild? Die neutrale Qualität der Naturgegenstände, sowie die Möglichkeit, dass die Gruppe eine längere Zeit ohne therapeutisches Einwirken gestalten und sich erleben kann, zeichnet die Qualität dieser Übung aus. Die Interpretation der Gegenstände und des Bildes durch die Teilnehmenden ist frei. Doch sagt sie ganz viel über das Thema aus, das im Raum steht. Oft kann es über die Handlung auch in Worte gefasst werden und wird dadurch ganz konkret und klar. Häufig geben die Naturgegenstände während des Prozesses etwas Wichtiges preis, so kann im Bild eine Farbe oder Form eine große Kommunikationsbasis bieten.

Übung: Symbol mitbringen, mit dem sich der Teilnehmer identifiziert

- Zuerst soll sich der TN einen Gegenstand aussuchen. Es folgt eine kurze Beschreibung, wie er zu diesem gekommen ist und wieso er sich mit diesem identifiziert.
- Alle TN stellen ihre Gegenstände vor.
- In der Stille soll intuitiv, ganz im systemischen Sinne, ein Bild gestaltet werden, Die TN können intuitiv ihren Gegenstand zum Gemeinschaftsbild legen, wenn Sie das Gefühl haben, dass es gut passen würde.
- Anschließend wird das gemeinsame Bild besprochen: Wie wirkt es auf jeden Teilnehmenden? Welche Position hat jeder Teilnehmer in dem Bild? Welche Impulse gibt es zu dem Bild?

Variante: Das Bild entsteht über einen längeren Zeitraum, und jeder kann sich daran beteiligen. Entweder kann es in Form eine Mandalas vorgegeben werden, oder aber es wird ganz frei gehalten. Am Ende der gemeinsamen Gestaltung wird das Bild fotografiert.

Begründung

In dieser Übung hat die Gruppe die Gelegenheit, sich besser kennenzulernen und zusammenzuwachsen. Mit Hilfe von Materialien und Gegenständen werden inneren Landkarten Ausdruck verliehen, sie können so in ein Bild gebracht werden. Das ist eine Momentaufnahme eines Themas sowohl in der Gruppe als auch bei jedem einzelnen Teilnehmenden.

Außerdem dürfen sich die vielen Themen melden, die ebenfalls im Raum sind, vielleicht noch nicht bewusst. Von Gruppendynamik bis hin zu etwas sehr Persönlichem, die Dinge, die jeder/jede von sich preisgibt und auch das Maß, in welchem er oder sie sich auf die Methode einlassen kann: Vieles wird durch diese Methode sichtbar. Überraschend ist, dass bei der Reflexion und Betrachtungsweise bei jeder Person individuell das ins Auge springt oder in Resonanz geht, was mit der Person und ihrem Bezug zum Ganzen zu tun hat.

Die neutrale Qualität der Naturgegenstände sowie die Möglichkeit, dass die Gruppe ohne miteinander zu sprechen kommunizieren, im systemischen Sinne wirken kann, zeichnet die Qualität dieser Übung aus. Die Interpretation in die Gegenstände und in das Gesamtbild ist frei, und doch sagt sie ganz viel über das Thema aus, das im Raum steht. Oft kann es über die Handlung auch in Worte gefasst werden, und es wird ganz konkret und klar. Oft geben die Naturgegenstände im Prozess etwas Wichtiges Preis, so kann im Bild eine Farbe oder Form eine große Kommunikationsbasis bieten.

Organisation / Sonstige Hinweise

Blüten oder giftige Beeren sollten nicht von den Bäumen gepflückt werde. Gerade bei Kindern sollte man zum Beispiel bei den Früchten der Eiben und den Maiglöckchen besonders warnen. Es ist sicherlich mal verzeihlich, Blüten von den Bäumen zu nehmen, dies entspricht aber keiner guten Vorbildwirkung und könnte bei übertriebenem Abrupfen zu Schädigung der Pflanze führen. Es gibt viele Blüten, die z.B. vom Ast gefallen sind. Diese sind wunderbar aufzusammeln. Es ist immer wichtig, die einheimischen giftigen Pflanzen zu kennen (in der Regel sind das nicht mehr als fünf).

Beispiel einer Gestalttechnik: Sozialer Kosmos

Der Soziale Kosmos ist eine hilfreiche Methode, um mit Menschen über ihre aktuelle Lebenslage in einer neuen, offenen und vor allem geschützten Art zu sprechen. Es fällt Menschen oft leichter, ihre Situation gestalterisch darzustellen, als sie nur zu verbalisieren.

Die gestalterische Umsetzung hat die Qualität

- unbewusstes Wissen externalisiert spielerisch/künstlerisch darzustellen
- neue Erkenntnisse über persönliche Ziele zu gewinnen und den Weg dorthin zu erlangen
- verschiedene Perspektiven aufzuzeigen
- innere Bilder aktiv zu verändern

In der Begleitung sollte die Bedeutung der Symbole immer wieder zusammenfassend wiederholt werden. Der Teilnehmer oder die Teilnehmerin sollte dazu eingeladen werden, den Standpunkt zu wechseln. Auch Fragen nach Vollständigkeit und Angebote nach weiteren ergänzenden Elementen, die das Bild stimmig machen, und nach der nächsten heilsamen Bewegung tragen zum Erfolg dieser Methode bei.

Aufbau & Ablauf

1. Schritt

Klären des Anliegens und der Situation, in die der Soziale Kosmos eingebettet ist. Abgegrenzten Raum definieren (schriftlich oder in der Natur), Gegenstand stellvertretend für sich selbst suchen und in der Mitte des Kosmos platzieren, nach und nach Gegenstände als Stellvertreter für andere Personen bzw. Qualitäten und andere beeinflussende „Wichtigkeiten" zu einem „Kunstwerk" platzieren. Beachtung von Nähe und Distanz zwischen den einzelnen Elementen, die auf Prioritäten und das Zusammenspiel hinweisen können.

2. Schritt

Beziehungsqualität zu den einzelnen Elementen darstellen, Teilnehmer / Teilnehmerin betrachtet Status Quo des momentanen Lebensausschnitts aus verschiedenen Perspektiven, sieht Zusammenhänge und gewinnt dadurch neue Erkenntnisse.

3. Schritt (falls nötig)

Einzelne Figuren / Aspekte (1 – 2 Gegenstände) können verschoben oder neu angeordnet werden, ohne sie jedoch aus dem Kosmos zu entfernen. Ein „Wunschbild" oder Lösungsbild wird kreiert.

Kooperative Abenteuerspiele

Bei kooperativen Abenteuerspielen kombinieren wir erlebnispädagogische (Outdoor-)-Aktionen mit einem sozialen Lernprozess in der Gruppe in Form von Problemlöseaufgaben. Das gemeinsame Erleben einer Aktion, das gemeinsame Handeln, sich unterstützen und die gemeinsam Bewältigung einer Herausforderung durch Kooperation stehen hier im Vordergrund. Innerhalb der Gruppe werden Stärken und Schwächen der einzelnen Personen – aber auch der Gruppe als Ganzes sicht- und erlebbar. Kooperative Abenteuerspiele bieten ein ideales Feld zur Förderung des Sozialverhaltens und dienen dem Sichtbarmachen von Ressourcen und Defiziten.

Beispiel für ein kooperative Abenteuerspiele: Das Band
Das flexible Gummiband wird von allen Teilnehmenden mit den Händen festgehalten. Dann gehen die Teilnehmer und Teilnehmerinnen einzeln in das Band. Anschließend gehen alle ein paar Schritte zurück, um das Tuch zu spannen. Wichtig ist der Zeitpunkt, in dem das Band so stark gespannt ist, dass sich alle Akteure bequem zurücklehnen können. Während dieser Anfangsphase gewinnen die Akteure in dem Band an Sicherheit und erfahren, wie sie es stabil halten können. Im Anschluss können die verschiedenen dynamischen Varianten durchgeführt werden.

Ein Kernmerkmal aller gut funktionierenden Teams ist, dass sich jedes Mitglied auf seine Teamkollegen und -kolleginnen verlassen kann. Erfahrungsgemäß fällt es jedoch vielen Menschen schwer, sich „fallen" und von anderen „auffangen" zu lassen. Das Band / die „Gummizelle" ist eine sehr körperbetonte Aktivität, es lässt die Teilnehmenden am eigenen Körper das Gefühl erleben, vom Team umschlossen und gestützt zu werden. So eröffnen sich Möglichkeiten, mit den Wechselwirkungen innerhalb eines Teams zu experimentieren.

Mit dem „Band" können u.a. folgende Themen illustriert und erlebbar gemacht werden: Koordinieren, Wechselwirkungen und Abhängigkeiten in Systemen erkennen, Zusammenhalt, Rücksicht nehmen, Balance halten, Feedback geben, Reflektieren.

Naturhandwerk

Wenn wir von Naturhandwerk sprechen, dann meinen wir damit alle konstruktiven, kreativen, handwerklichen Tätigkeiten mit Naturmaterialien. Aus Naturmaterialien entstehen (einzeln oder in einer Gruppe) mit einfachen Mitteln schöne und nützliche Dinge. Das Naturerlebnis, die Naturverbundenheit und die Erfahrung der eigenen Wirksamkeit stärkt, zentriert und trägt zur Entfaltung von Ressourcen und Potenzialen bei. Klassische Naturhandwerk-Aktionen können sein: Feuer machen, eine Unterkunft bauen, ein Werkzeug schnitzen, einen Korb flechten uvm.

Beispiel eines Naturhandwerkes: Feuer machen nach Stefan Braito

1. Feuer beginnen & entfachen
Eine Feuerstelle wird sehr bewusst ausgewählt, im Wissen, dass wir diese Stelle wieder aufräumen und ordentlich hinterlassen. Unsere Feuerstelle dient dem Kochen / Grillen und Wärmen / Trocknen sowie dem sozialen Miteinander. So wird das Grundfeuer eingerichtet:

- Trockener Reisig, Fichtenzweige in der Länge von 10 cm werden in Büscheln gesammelt
- dazu natürlicher Zunder wie Harz, trockene Birkenrinde, getrockneter Baumschwamm, Heu und Sägespäne zum Anzünden mit dem Streichholz
- Trockene Hölzer und Stämme werden bereitgehalten, nach Größe vorsortiert

2. Feuer entfachen
Der Moment, in dem die Flamme oder ein Funke in das vorbereitete Zundernest überspringt, ist der besondere Moment, der mit Geduld abzuwarten ist. Jetzt zeigt sich, ob das Feuer entfacht wird.

3. Feuer behüten
Ein heilsames Feuer braucht eine „Hüterin“ / einen „Hüter“. Das scheinbar niederschwellige Angebot eines Lagerfeuers kann sehr schnell ein emotionaler Türöffner sein und den Raum bieten, energiegeladene Themen explosionsartig raus zu lassen. Hier braucht es Menschen, die nicht nur das Feuer selbst, sondern auch die Atmosphäre und die Gespräche stets im Blick haben, auffangen und reflektieren können. Das Feuer wird immer bewacht, beobachtet und gepflegt:

- Kreuzartig Stöcke auf das Feuer legen
- Hölzer / Stämme immer nachschieben
- Ein Fächer von Blätterbüscheln, um der Feuerstelle genügend Luft zuzufächeln

4. Feuer beenden
Wir versuchen, der Eigendynamik der Flammen des Feuers Raum zu lassen. Wenn wir die Feuerstelle verlassen, löschen wir das Feuer mit Wasser. Diese Handlung dient der Sicherheit, ermöglicht aber auch noch ein letztes Mal symbolisch mit dem Feuer in Form von Qualm, der sich während dieses Löschvorgangs bildet, therapeutisch zu arbeiten.

Sprache & Metaphorisches Arbeiten

Mit der Sprache besitzen wir Menschen ein Kommunikationsmittel, um in Interaktion zu gehen und Sachverhalte, Umstände, Gefühle oder Zustände auszudrücken und zu übermitteln. In der therapeutischen Arbeit ist die Sprache ein Mittel der Kommunikation oder der Definition von Diagnosen und Therapiezielen. Im Rahmen der Systemischen Natur- und Erlebnistherapie werden Worte meist im Bereich der Reflexion oder der Übertragung des Erlebten auf den zukünftigen Alltag genutzt. Die Sprache hat jedoch noch eine viel weitergreifendere Funktion, denn die gewählten Worte – sowohl die des Therapeuten oder der Therapeutin als auch die des Klienten oder der Klientin – und deren Symboliken können bedeutende Schlüssel für zu erarbeitende oder bereits erarbeitete Therapieinhalte sein. Die Kraft des gesprochenen Wortes manifestiert Gedanken und auch Prozesse. Die Sprache in der Systemischen Natur- und Erlebnistherapie ist bewusst und eher sparsam angewendet.

Erst das Verbinden des Erlebten auf der Gefühls- und Herzebene und der Ebene des Verstandes – durch Denken und Sprechen – erweitert das Bewusstsein.
Darum wollen wir einige Sprachmittel beleuchten und ihre Wirkung und Wichtigkeit in der Systemischen Natur- und Erlebnistherapie darstellen:

Redewendungen & Metaphern

Eine Metapher (altgriechisch „Übertragung") ist ein sprachlicher Ausdruck, bei dem Worte aus dem eigentlichen Bedeutungszusammenhang in einen anderen übertragen werden.
Die Metapher bedient sich durch eine Adaption in andere, oft alltägliche Sprachwelt einer bildlichen Darstellung. „Jemandem das Herz brechen", „jemandem nicht das Wasser reichen können" oder „eine Mauer des Schweigens errichten" sind nur einige Beispiele, die zeigen, dass das Gesagte hier nicht wortwörtlich gemeint ist, sondern einen bestimmten Sachverhalt durch eine bildliche Darstellung verdeutlicht. Da Bilder auf einer viel tieferen Ebene wirken als Worte, können diese geschaffenen Bilder zu einem besseren Verständnis von Gefühlen und Zuständen beitragen. Mehr noch, sie können das innere Erleben in die äußere Welt transportieren, zum Beispiel indem man in der Natur reale Bilder findet, die dem eigenen Erleben ähneln. Ein entwurzelter Baum kann als Symbol für ein Gefühl der Entwurzelung stehen. An einem Fluss können wir besser verstehen, warum etwas bei uns im Leben nicht „im Flow" ist. Auch mit dem Feuer sind zahlreiche sprachliche Symboliken verknüpft: „Ausgebrannt sein", „Öl ins Feuer gießen" oder „für etwas brennen" sind nur einige Beispiele. Redewendungen wie „ins Gras beißen" oder „das Blaue vom Himmel lügen" lassen sich gelegentlich gut verwenden, um daraus eigene Bilder zu entwickeln, die dann bei späterer Wiederkehr bestimmter Situationen oder Verhaltensweisen als Anker dienen.

Am Beispiel der vier Elemente Feuer, Wasser, Erde und Luft lassen sich sehr schön deren heilsame, aber auch zerstörerischen Kräfte beschreiben: Wärmendes Feuer – Verbrennung; durstlöschendes Wasser – Tsunami; fester Untergrund – Treibsand; kühle Brise – Hurrikan und viele mehr. Durch die Betrachtung der entgegengesetzten Pole verlieren assoziative Bewertungen ihre Kraft: Mein Bild „Ich bin ausgebrannt, deshalb ist Feuer schlecht für mich" lässt sich nicht aufrechterhalten, wenn ich mir Gedanken dazu mache, ob das gleiche Feuer mich auch gewärmt hat. Also heißt die neue Frage nicht mehr: „Feuer, ja oder nein?", sondern: „Wie viel Feuer und wie nahe ans Feuer?"

Durch Sprache können Naturräume auf den Lebensraum des Klienten oder der Klientin bezogen werden und als reales Bild der eigenen Situation verstanden werden. Beispiel: Die verbrannten Kiefernwälder auf den Kanaren sahen nach ca. 5 Jahren wieder sehr grün aus. Ausgebrannte oder traumatisierte Menschen nehmen dies als hoffnungsvolles Bild wahr, dass ihnen hilft, auch wieder neu zu „erblühen".

Sprüche & Glaubenssätze
Bei Sprüchen und Glaubenssätzen handelt es sich um erlernte und verinnerlichte Worte, die wir – teilweise durch unsere Eltern oder die Gesellschaft – immer wieder gehört haben und deren Wahrheitsgehalt wir irgendwann nicht mehr hinterfragt haben. Da diese Glaubenssätze in unserem Unterbewusstsein tief verankert sind, wirken sie oft ohne unser Wissen auf unser Leben. Klassische Glaubenssätze sind z.B. „Ich kann das nicht", „Ich schaffe das sowieso nicht", „Ich bin nicht gut genug". Aber auch Sätze wie „Erst die Arbeit, dann das Vergnügen", „Du musst etwas aus Dir machen" oder „Im Leben bekommt man nichts geschenkt" hat sicher fast jeder schon einmal gehört. Diese Glaubenssätze aufzudecken, zu überprüfen und ggf. loszulassen ist ein wichtiger Schritt in der Therapiearbeit.

Zitate, Geschichten & Anekdoten
Zahlreiche Zitate und Anekdoten von Philosophen, Autoren oder bekannten Persönlichkeiten bringen wichtige Lebensweisheiten auf den Punkt. Beispiele::

> *„Der Mensch sieht nur mit dem Herzen gut.*
> *Das Wesentliche ist für die Augen unsichtbar."* *(Der kleine Prinz)*

oder

> *„Ich freue mich, wenn es regnet,*
> *denn wenn ich mich nicht freue, regnet es auch."* *(Valentin, K.)*

Diese Zitate haben durch ihre bekannten Urheber eine besonders hohe Glaubwürdigkeit. Durch die Kürze können sie zu wertvollen kleinen Erinnerungen und Ankern werden, die Klienten und Klientinnen während und nach der Therapie begleiten können.
Auch Geschichten und Märchen haben eine ähnliche Funktion. Diese transportieren auf fast spielerische Art eine Botschaft, die beim Lesen intuitiv verstanden wird. Märchen arbeiten zusätzlich mit Archetypen (böse Hexe, Stiefmutter, Prinz), die mit einer entsprechenden Deutung tiefenpsychologisch hochinteressant sind. Geschichten, Märchen, Fabeln, Sagen etc. eignen sich grundsätzlich, um Gemeinsamkeiten und Unterschiede zur eigenen „Geschichte" zu erarbeiten. Beispiel: „Ich warte immer noch auf meinen Prinzen, der mich wachküsst!"

Die Alltagssprache
Aber auch in der ganz alltäglichen Sprache steckt ein enormes (Therapie-) Potenzial. Durch Hinterfragung scheinbar selbstverständlicher Formulierungen (und damit verbundener Bewertungen) können oft schon erste Lösungsschritte erkannt werden. Zum Beispiel: „Ich bin ent-täuscht!" – „Aha, also eine Täuschung ist aufgeflogen und jetzt siehst Du es realistischer? Na, herzlichen Glückwunsch zur Ent-Täuschung!". Interessante Aspekte entstehen auch, wenn der Therapeut oder die Therapeutin sein/ihr Gegenüber wörtlich nimmt. Beispiel: „Ich bin jetzt gerade so aufgedreht!" – „Links herum oder rechts herum?" – „Links herum!" – „Und wie viele Runden?" – „Hm, 5!" – „Ok, dann schau doch mal, was passiert, wenn Du Dich jetzt 5 Runden rechts herum drehst ...".
Auch durch ein bewusstes Nicht-Verwenden bestimmter Sätze oder Wörter (Beispiel: Statt „Ich muss" zukünftig „Ich möchte" sagen) kann eine Veränderung der kompletten Schwingung eines Satzes und der Gedanken erreicht werden. Die Hinführung zu einem achtsamen Gebrauch der Sprache ist also ebenfalls ein Ansatz, der zu einem Therapieerfolg beitragen kann. Auch eigene Wortschöpfungen können als sehr hilfreich erlebt werden.
Beispiel: „Früher habe ich mich oft einge-Igel-t, zur Zeit lasse ich oft die Sau raus, eigentlich wäre ich aber lieber ein Bär: irgendwie bin ich so eine Art Igisaubär!".

Fazit
All diese kognitiven Möglichkeiten werden umso wirksamer, je mehr sie an Sinneserfahrungen und Erlebnisse gekoppelt werden können. Beispiel: Die depressiv anmutende Erkenntnis „Hier ist es wie in meinem Leben: Alles ist dunkel und schwarz!" wurde in einem schwarzen Lavafeld geäußert. Aufgrund der Aufforderung des Therapeuten, sich zu bücken und mal zu schauen, welche Steine vor ihm auf dem Boden liegen, hebt der Klient kleine Steine in vier verschiedenen Farben auf. Diese Steine liegen nun zu Hause auf seinem Schreibtisch und relativieren deutlich die Selbstaussage „alles ist nur schwarz".

Darüber hinaus ist es sicherlich auch hilfreich, wenn der Therapeut / die Therapeutin über die als bekannt vorausgesetzten Gesprächstechniken verfügt, wie beispielsweise das zirkuläre Fragen („Was würde Deine Tochter antworten, wenn ich sie fragen würde, wie es dir geht?") oder das Weglassen von Warum-Fragen, da diese in der Regel eine Rechtfertigungs-Reaktion auslösen.
Viele der hier genannten Faktoren und Möglichkeiten für eine wirksame Systemische Erlebnistherapie sind selbstverständlich. Auch der Verzicht von Schuldfragen, von Bewertungen wie „falsch und richtig", „gut und böse" etc. gehört hier dazu. Die Gefahr bei stark kognitiver und sprachgestützter Arbeit ist das mögliche Gefühl des Klienten oder der Klientin, „unterlegen" zu sein oder unter einem „Wortschwall" begraben zu werden.

Beispiel einer Gesprächstechnik: Sharing
Ein Sharing ist der Austausch über das subjektive Erleben einer Übung. Dies geschieht in Form von „Ich-Aussagen" und erfordert mindestens zwei Personen. Typische einleitende Fragen sind: Was haben Sie bei der Übung erlebt?" „War etwas bei der Übung interessant, überraschend?" „Wie ist es Ihnen bei der Übung ergangen?" Die Mitteilungen werden nicht kommentiert, Verständnisfragen können aber sinnvoll sein. Hier muss niemand etwas sagen, und die Runden sind offen, d.h. wir gehen nicht reihum, sondern jeder kann sich jederzeit einbringen, wenn ein anderer seinen Beitrag beendet hat. („Popcorntechnik")

Begründung
Sharing ist in der Regel sehr sinnvoll: Es unterstützt die Teilnehmenden dabei, noch einmal nachzuspüren und die eigene Erfahrung zu präzisieren. Die Gruppenleiter und -leiterinnen bekommen ein Gefühl für die Gruppe und können bei Bedarf intervenieren. Fragen und Probleme können herausgehört und geklärt werden. Beratung kann in einer zweiten, anschließenden Runde stattfinden, beispielsweise bei Zeitnot auch schon während des Sharings.

Organisation / Sonstige Hinweise
Vor dem Sharing den Ablauf erklären, die Gesprächsleitung übernehmen und den Prozess anleiten; bei neuen Gruppen wird dies intensiver stattfinden als in mit Gruppen, die mit dieser Methode vertraut sind.

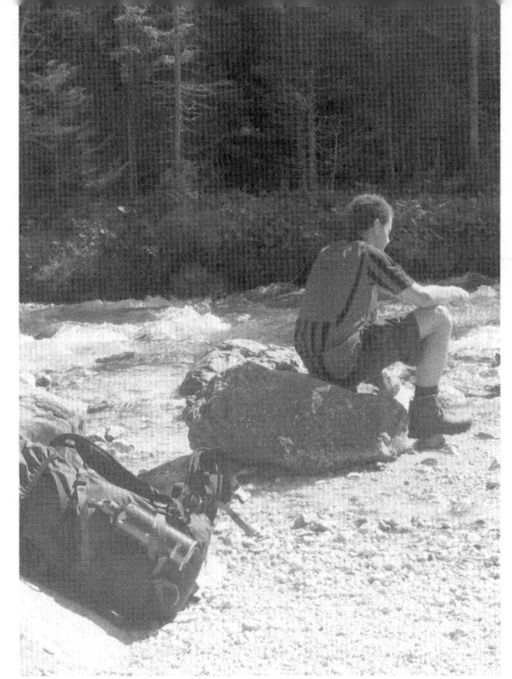

5. Erfahrungen aus Arbeitsbereichen der Systemischen Erlebnistherapie

Erfahrungen aus Arbeitsbereichen der Systemischen Erlebnistherapie

(Alle Namen wurden verändert)

Erlebnisbericht: Chiara und die Arbeit mit Erde und Wasser

Ausgangssituation

Die 14-jährige Chiara hatte aufgrund verschiedener traumatischer Erlebnisse (u.a. Trennung von der Mutter, Tod des Großvaters) Schwierigkeiten, sich auf Betreuungsmaßnahmen einzulassen. Ihre Angst und ihr Misstrauen führten immer wieder dazu, dass sie aus den entsprechenden Stellen flüchtete und auf der Straße lebte. Haltlosigkeit und Unsicherheit begleiteten sie seit vielen Jahren. Durch die erlebnistherapeutische Maßnahme sollte sie entlastet werden, wieder Vertrauen und Sicherheit gewinnen, eine Perspektive für sich entwickeln und traumatische Erlebnisse aufarbeiten können.

Erlebnistherapeutische Maßnahme/n

Für Chiara wurde eine mehrwöchige Time-In® Zeit im Allgäu geplant, bei der die Arbeit mit den Elementen im Vordergrund stehen sollte. Vor allem das Element Erde, das für Halt und Sicherheit steht, spielte hier eine entscheidende Rolle. So konnte sich Chiara im Wald gut mit einem entwurzelten Baum identifizieren und durch eine Imaginationsübung Erdung erfahren: Chiara stellte sich in die Verlängerung der umgekippten und abgehackten Wurzel, an die Stelle, an der die Baumkrone normalerweise wäre. Von dort konnte sie beide Bäume sehen, die für sie ihre „Elternbäume" waren. Sie nahm diesen Blickwinkel ein, den Platz, an dem sie Mutter und Vater gleichzeitig sehen konnte. Eine sehr tiefe Sehnsucht konnte losgelassen werden. Gezielte weitere Erdungsübungen, wie barfuß durch die Blumenwiese, barfuß durch den Schnee gehen, Blumen pflücken und zu Tee verarbeiten, im Wald aufhalten, wandern, Speckstein bearbeiten, ein Heilerdebad nehmen etc. wiederholten wir in regelmäßigen Abständen, vor allem, da sich bei Chiara das „auf dem Sprung sein" sogar auf körperlicher Ebene durch Gehen auf den Zehenspitzen zeigte. Das Element Wasser konnte ihr dabei helfen, ihre Emotionen fließen zu lassen. Das Legen eines Steins in ein natürliches Gewässer an einem Wasserfall diente als kleines Ritual für das symbolische Loslassen von Altlasten. Zum Abschluss arbeiteten wir vermehrt mit dem Element Feuer, dem Zeichen des Nährens durch Wärme und zur Stärkung ihres Selbstbewusstseins.

Erklärung

In der Systemischen Erlebnistherapie sprechen wir von „archaischen kollektiven Erinnerungen". Die Arbeit mit den Elementen erinnert uns somit an die Urverbundenheit zu „Mutter Natur". Ein Gefühl, in dem wir uns zugehörig und eingebunden fühlen. Die Erde steht für Halt, Standfestigkeit, Geborgenheit, Tod und Neugeburt und stellt so ein wichtiges Grundelement dar. Die Verbindung und Anbindung zu Mutter Natur ist eine Form der „mütterlichen Nahrung", die gerade dann ganz wichtig ist, wenn wir von der leiblichen Mutter diese mütterliche Energie nicht ausreichend erhalten haben. Aber auch die Festigkeit, das körperliche Erleben des Bodenständigen, half Chiara, zurück auf den „Boden der Tatsachen" zu kommen, sich geerdet zu fühlen und nicht mehr so haltlos und entwurzelt im Leben zu stehen. Wir sprechen in der Systemischen Erlebnistherapie von Integration und Losslass-Prozessen auf energetischer Ebene in der Natur.

Erlebnisbericht: Annika und die Arbeit mit Feuer und Wasser

Ausgangssituation

Die 10-jährige Annika ist ein mehrfach frühtraumatisiertes Mädchen, das keine ausreichende Bindung zur Mutter erlebt hat. Schon mit 7 Jahren suchte sie Hilfe beim Jugendamt, seitdem war sie in 12 verschiedenen Einrichtungen. Wechselnde Beziehungsabbrüche kennzeichneten ihre Geschichte. Sie schützte sich vor weiteren Verletzungen, indem sie sich vor dem Fernseher zurückzog, oder sie boykottierte die Kooperation, wenn sie das Angebot nicht steuern konnte. Das Jugendamt hatte für sie eine mehrwöchige Auszeit genehmigt, die dazu beitragen sollte, dass Annika wieder die Erfahrung einer positiven Bindung zu einer Betreuungsperson macht. In der intensiven Einzelbetreuung sollte außerdem besonders auf ihre kindlichen Bedürfnisse eingegangen werden, die innerhalb der Familie und der Betreuung offensichtlich zu kurz gekommen waren.

Erlebnistherapeutische Maßnahme/n

Für Annika wurde eine mehrwöchige Time-In® Zeit im Allgäu angesetzt, in der sie intensiv betreut werden sollte. Ein geregelter Tagesablauf und verschiedene erlebnistherapeutische Aktionen wurden umgesetzt. Wir arbeiteten lösungs- und ressourcenorientiert. In einigen unangekündigten Momenten leuchteten traumatische Erlebnisse in Annikas Erzählungen und Erinnerungen auf, die wir dann umgehend auffingen und besprechen konnten. Unser Fokus war das Stabilisieren, so dass Annika in keine Dissoziation oder Übererregung fiel. Das Arbeitstempo regulierte Annika selber. Eine nahe Bezugsperson und zwei Erlebnistherapeutinnen, von denen eine zusätzlich Ergotherapeutin und eine Sozialpädagogin ist, und zwei Hunde in naher Erreichbarkeit, gaben ihr Sicherheit und das Gefühl, ernst genommen zu werden. Annika erhielt Aufmerksamkeit, Raum zum Ausprobieren und Lernen.

So gewann sie Vertrauen. Besonders spannend war die Arbeit mit dem Feuer, das auf spielerische, kindgerechte Art eingesetzt wurde, indem z.B. das Feuermachen und -hüten in eine Geschichte eingebunden wurde („Knisterwichtel und Funkenfee"). Annika konnte am Feuer Gemeinschaft erleben und durch verschiedene Übungen mit Feuer und Wasser (z.B. Kerze ins Wasser geben) wieder Kontakt zu ihren Emotionen bekommen. Aber auch die Assoziationen mit den in der Natur gewählten Plätzen (z.B. eine morsche Hütte) brachten Annika wieder näher zu ihren Emotionen.

Erklärung

Die Arbeit mit den Elementen erinnert uns an die Urverbundenheit mit „Mutter Natur". Die Verbindung und Anbindung zur Natur ist eine Form der „mütterlichen Nahrung", die gerade dann hilfreich sein kann, wenn wir von der leiblichen Mutter diese mütterliche Zuwendung nicht ausreichend erhalten haben. Das gemeinsame Entfachen des Feuers und das Nähren des Feuers durch Holz- und Luftzufuhr kann ein lichtvolles Feuer schaffen, das wärmt und fasziniert. Ein gemeinsam entfachtes Feuer verbindet und transformiert vorheriges Getrenntsein. Es schmilzt Grenzen und integriert ein Licht. Feuer ist das Element von Aggression und Liebe. In der Systemischen Erlebnistherapie kann durch die transformierende Kraft des Feuers ein gemeinsames Erlebnis in Liebe anstatt in Aggression und Wut erlebt werden. Das Wasser ist das Element der Gefühle und unterstützt Loslass-Prozesse. Es unterstützt auch den Zugang zu Gefühlen, um ggf. darüber zu sprechen und zu weinen.

Erlebnisbericht: Erik und das Feuer

Ausgangssituation

Erik ist ein Soldat, der nach diversen Auslandseinsätzen, bei denen er seelische und körperliche Bedrohung erfahren hatte, mit verschiedenen psychischen Problemen zu kämpfen hatte: Schlafprobleme, allgemeine Verwirrungszustände, depressive Verstimmungen, Alpträume , Angst vor Menschenmengen und Gedächtnisprobleme schränkten sein Leben im Alltag deutlich ein. Das Grundvertrauen in Mitmenschen und seine eigenen Fähigkeiten waren extrem erschüttert. Seine Erkrankung entwickelte sich schleichend, nachdem er von den Einsätzen zurück war. Vor 2 Jahren bekam Erik die Diagnose „Posttraumatisches Belastungssyndrom". Seitdem war er schon zweimal stationär in Behandlung.

Erlebnistherapeutische Maßnahme/n

Im Rahmen eines Wochenseminars mit mehreren einsatzgeschädigten Soldaten, ihren Angehörigen und betreuenden Ärzten machten wir einen Spaziergang, bei dem seine Verzweiflung und sein Leid nochmals deutlich aus ihm herauskamen. Speziell seine Zweifel an seinen eigenen Fähigkeiten traten hier deutlich zutage. Wir boten ihm spontan an, mit herumliegenden Hölzern ein Feuer zu entfachen. Er nahm diese Einladung an und bereitete sehr sorgsam das Feuer vor. Da wir nur ein paar Streichhölzer hatten und das Holz teilweise feucht war, erforderte dies viel Konzentration und fundiertes Wissen über die Technik des Feuermachens. Erik schaffte es, ein Feuer zu entzünden und es am Brennen zu halten. Er war dabei ruhig, fokussiert und achtsam. Es wurde kaum gesprochen. Als Erik stolz vor seinem Feuer saß, lächelte er und sagte: „Ich weiß nicht woher die Kraft kam, aber wie Feuer angeht, das weiß ich!"

Erklärung

In der therapeutischen und psychosozialen Begleitung von Menschen mit Traumata hat man es mit extremen Verhaltensweisen zu tun. Oft ist es in der professionellen Rolle hilfreich, in die Gegenbewegung zu gehen, einen Ausgleich zu schaffen. Dies kann heilend wirken. Besonders in der Arbeit mit kriegstraumatisierten Soldaten ist es gut, Erlebnisse mit heilsamen Aspekten des Feuers zu schaffen. In militärischen Einsätzen wird eher die extreme, zerstörerische Kraft von Feuer erlebt. In traumatisierenden Einsatzsituationen verläuft alles sehr schnell. Die Gegenbewegung hierzu ist Entschleunigung. Durch die langsame, achtsame Begegnung mit dem Element Feuer erlebte Erik dieses Element in einem neuen, heilsamen Kontext. Er konnte das entstandene Feuer nicht nur eigenständig entzünden, was ihm ein Gefühl von Selbstwirksamkeit und Selbstvertrauen schenkte, er konnte das Feuer auch aktiv kontrollieren, bändigen und am Leben erhalten. Diese Regulierung gab ihm ein Gefühl von Sicherheit. Eingesetzt als externalisierte Übung bekam er an dieser Stelle das Gefühl, seiner eigenen Überflutung wieder Herr zu werden, sich selbst wieder kontrollieren, seine Gedanken begrenzen zu können. Er fand zurück ins Hier und Jetzt. Die Fokussierung seines Blicks auf seinen Auftrag, das Feuer zu hüten, holte ihn in vertrautem Metier ab und minimierte seine Angst. Der Soldat wurde aus der „Panikzone" bis in seine „Komfortzone" begleitet.

Bei Menschen mit Traumata besteht die Lernerfahrung weniger im Überwinden von Grenzen, sondern vielmehr im Aufbau und dem Halten von Grenzen im Sinne einer Selbstregulation. Das Feuer hüten ist hierfür eine gute Aufgabe. Es fördert genau diese Bereiche.

Ein Feuer zentriert und bringt Stille. Da es auch die Aggressivität des Menschen ansprechen kann, sollten Menschen mit traumatischen Erfahrungen am Feuer in jedem Fall professionell begleitet werden. In der Begleitung durch den Erlebnistherapeuten wird ein Sicherheitsnetz aufgespannt. Durch ein gemeinschaftliches Feuerritual werden Selbstheilungsprozesse initiiert und unterstützt, so dass eine lebendige Gestaltung des Alltags ermöglicht wird. Das Feuer in unterschiedlichen Facetten und Qualitäten zu erleben, ist dabei ein wesentlicher Aspekt der anzuleitenden Methode. Das Lagerfeuer ist ein Punkt der Gemeinschaft, der Besinnung, der Wandlung und Transformation, der Zubereitung von Essen, der Stille und der Geselligkeit. Diese Qualitäten in unterschiedlichen Momenten nicht abgegrenzt voneinander zu erleben, unterstützt Menschen darin, sich ganz zu erleben und alle Teile des Selbst wahrzunehmen. So wird über das Medium Feuer vor allem die Selbstwirksamkeit und Selbstberuhigungsfähigkeit betont. Seelische Wunden können so besser heilen. Betroffene

Kriegsrückkehrer erfahren durch die Rückbesinnung auf solche Erlebnisse den ersehnten Heimatpunkt in sich selbst, eine Verbundenheit und positive Gefühle, die den eigenen Transformations- und Heilprozess unterstützen. Die Rückbesinnung auf solche sicheren, guten Erlebnisse und Orte sind Grundlagen für die weitere positive Entwicklung, die auch in Krisenzeiten einen festen Halt geben können.

Erlebnisbericht: Jeremy und die Arbeit mit Feuer, Luft und Bergen

Ausgangssituation

Der 13-jährige Jeremy ist durch kriminelle Handlungen, hauptsächlich Diebstähle, auffällig geworden. Er hat die Schule abgebrochen, Betreuungsangebote wurden bisher ohne Erfolg abgeschlossen. Er lebt zusammen mit seiner Mutter und ihrem neuen Partner. Zum leiblichen Vater besteht kein Kontakt. In seinem Alltag gibt es wenig Struktur (er schläft üblicherweise von 01.00 Uhr nachts bis 12:00 Uhr mittags). Eine intensivtherapeutische, 4-tägige Maßnahme in der Natur soll dazu beitragen, dass Jeremy u.a. lernt, Grenzen zu überwinden, etwas durchzuhalten sowie früh aufzustehen und sich selbst zu organisieren. Dabei sollen auch seine kindlichen Bedürfnisse berücksichtigt sowie eine Möglichkeit gegeben werden, sich mitzuteilen.

Erlebnistherapeutische Maßnahme/n

Gemeinsam mit Jeremy wurde eine Gipfelwanderung zur Zugspitze als therapeutische Maßnahme festgelegt. Diese Wanderung sollte er mit Annette Bergmann, zu der bereits vorab ein vertrauensvolles Verhältnis bestand, durchführen. Jeremy zeigte sich bei der Planung und Vorbereitung kooperativ, es gab jedoch auch im Vorfeld Auffälligkeiten. So konnte Jeremy sich z.B. beim Kauf der Bergschuhe schlecht konzentrieren, war abgelenkt und nicht gut bei sich. Die Wanderung fand auf einer langen, ruhig gelegener Route mit einigen Höhenmetern, in Teilen auf einem anspruchsvollem Wander- und Fitness-Niveau statt. In mehreren Etappen (inkl. einer Übernachtung in einer Hütte) führte der Weg zum Gipfel. Während der Wanderung gab es immer wieder kleine Konflikte. Jeremy hatte manchmal Schwierigkeiten, sich an Regeln zu halten und vorausschauend zu planen (Bsp. Essen einpacken, einteilen, schlechte Laune am Morgen). Hier kamen die Kern-Probleme (wenig Struktur, kann nicht gut für sich selbst sorgen) deutlich hervor. Dass die letzten 100 Meter bis zum Gipfel aus Wettergründen nicht mehr bestiegen werden konnten, war frustrierend für ihn. Er konnte sich nur mäßig an den geschafften 2.000 Metern freuen. Er zeigte jedoch trotzdem Freude an der Wanderung und an der Möglichkeit, (vor allem seinen Eltern) zu beweisen, dass er etwas schafft. Positiv zu verzeichnen war vor allem: Jeremy hatte sich vier Tage an die Werte, Normen und aufgestellten Regeln gehalten und trotz erschwerter äußerer Umstände (Blasen an den Füßen, schlechtes Wetter) nicht aufgegeben, sondern Durchhaltevermögen gezeigt. Außerdem war er offen gegenüber den ihm gezeigten Techniken und Details in der Natur, und er erlebte Spaß im Umgang mit natürlichen Elementen wie Wasser oder Steinen. Gegenüber der Therapeutin konnte er sich öffnen und über seine Eltern und über seine Träume für die Zukunft sprechen. Die Wanderung wurde damit abgeschlossen, dass er alleine mit dem Zug nach Hause fahren durfte, was gut funktionierte. In der Nachbearbeitung wurden die Erlebnisse dann erneut aufgegriffen und zusammen mit den Eltern besprochen.

Erklärung

Jeremy bekam durch diese Maßnahme die Möglichkeit, sich selbst besser kennenzulernen. Losgelöst von seinem Alltagsumfeld war er in der Natur ganz bei sich und konnte seine Schwächen – aber auch seine Stärken – sehr konzentriert erleben. Angebote in der Natur wirken aufgrund der Naturelemente von selbst und erleichtern pädagogische und therapeutische Prozesse. So konnte der Berg für Jeremy eine Möglichkeit sein, Durchhaltevermögen zu trainieren. Das Wetter, das ihn davon abhielt, die letzten 100 m zum Gipfel zu erklimmen, zeigte ihm seine Grenzen auf. Der spielerische Umgang mit Wasser und Steinen führte ihn hin zu seiner kindlichen Freude. All diese Erfahrungen wirken durch das direkte Erleben innerhalb eines natürlichen Umfeldes deutlich nachhaltiger als bei einer konstruierten Situation, z.B. im Rahmen einer herkömmlichen Therapie. Unterstützt durch eine entsprechende Nachbereitung wirken Erlebnisse dieser Art dann auch in den Alltag hinein und können in alltäglichen Konfliktsituationen bewusst oder unbewusst abgerufen werden.

Erlebnisbericht: Mike, 3 Monate intensive Betreuung

Ausgangssituation

Der 9-jährige Mike ist durch gewalttätige, laute und aggressive Verhaltensweisen auffällig geworden. Er lebte zum damaligen Zeitpunkt in einem sozial schwachen Umfeld mit seiner Mutter und 2 Geschwistern. Es lag eine ADHS Diagnose vor, und er nahm überdurchschnittlich hohe Dosen an Medikamenten. Weitere Symptomatiken waren diffuse Ängste, Einschlafschwierigkeiten und Bettnässen. Außerdem reagierte er sehr sensibel auf äußere Eindrücke. Eine Gruppenbetreuung durch das Jugendamt musste aufgrund seiner tätlichen Übergriffe und Ausbrüche abgebrochen werden. Eine erlebnistherapeutische Maßnahme sollte Mike dabei helfen, seine soziale, methodische und ökologische Kompetenz zu verbessern, und sie sollte zu seiner persönlichen Entwicklung beitragen, dies mit dem Ziel, dass er dann aus der Einzelbetreuung in ein passendes Setting der Jugendhilfe vermittelt werden könnte. Er sollte in einem reizarmen Setting begleitet werden, um zur Ruhe zu kommen, seine kindlichen Bedürfnisse ausleben und sich mitteilen zu dürfen.

Erlebnistherapeutische Maßnahme/n

Für Mike wurde eine umfangreiche, 3-monatige Einzelmaßnahme in einem Naturschutz-, Wald- und Seengebiet konzipiert, die abwechselnd von 3 Fachkräften begleitet wurde. Ein frei stehendes Haus mit großem Garten, Feuerstelle und Spielmöglichkeiten wurde als Unterkunft gewählt. Neben der Beschäftigung mit den Elementen Wasser, Feuer, Erde und Luft wurden verschiedene erlebnispädagogische Angebote wie Wandern, Mountainbiking, Eislaufen und Inlineskaten integriert. Ergänzt wurde die Maßnahme um tiergestützte pädagogische Elemente wie die Begleitung durch einen Therapiehund, Arbeit in einer Hundezucht und der Kontakt zu Pferden. Alle Angebote wurden auf spielerische, kindgerechte Weise umgesetzt (Bsp. Schatzsuche im Wald, Nachtwanderung, Imaginationsübung „Ich bin ein Baum"). Mike zeigte sich von Anfang an interessiert an den verschiedenen Aktivitäten, welche auch unmittelbar positive Wirkungen zeigten (Bsp. körperliche Ausgeglichenheit, besserer Schlaf, zur Ruhe kommen). Auch besondere Herausforderungen (z.B. das Besteigen eines Turmes – trotz seiner Höhenangst) konnte Mike bewältigen. Seine Aggressionen konnten z.B. durch das Zerstören von Holz, das anschließend verbrannt wurde, zielgerichtet ausgelebt und dadurch gemindert werden. Vor allem im Kontakt mit den Tieren zeigte er sich empathisch und sozial kompetent. Mit Therapiehund Bruno hatte er viel Spaß und konnte sehr lange mit ihm am Wasser spielen. Im Laufe der Maßnahme konnte ein deutlicher Entwicklungssprung verzeichnet werden. Die gesetzten Ziele konnten in der natürlichen, geschützten Umgebung optimal erreicht werden.

Erklärung

In Mikes Fall haben wir viele Facetten der Systemischen Erlebnistherapie anwenden können. Die Arbeit mit den Elementen in der Natur konnte in der vielfältigen Maßnahme umfassend umgesetzt werden: Die Erde (der Wald, das Holz) halfen Mike, sich zu „Erden" und sich wieder verwurzelt zu fühlen. Sie gab ihm Sicherheit und Stabilität. Das Wasser (Fluss, See) unterstützte ihn dabei, wieder spielerisch in einen „Flow" zu kommen und Freude zu empfinden. Das Feuer konnte als Element der Transformation genutzt werden, z.B. als dort das von ihm zerstörte Holz verbrannt wurde. Die Wirkung der Luft konnte er in den luftigen Höhen des bestiegenen Turmes erleben. So konnten über die Elemente (Feuer, Wasser, Erde, Luft) Probleme aufgezeigt und gemeinsam Lösungen erarbeitet werden. Dabei war es wichtig, dass diese Lösungen auch erlebbar gemacht wurden. Anschließend wurden die Lösungen über Handlungshilfen in die persönliche Lebenswelt transportiert und integriert. Zusammen mit den verschiedenen Aktivitäten und den tiergestützten Interventionen konnte so die Natur einen wichtigen therapeutischen Impuls geben, der eine Veränderung bewirkte. Wir führten zusätzlich eine Beratung der Eltern und Betreuer durch, damit diese Ansätze im Alltag des Jungen fortgeführt werden konnten.

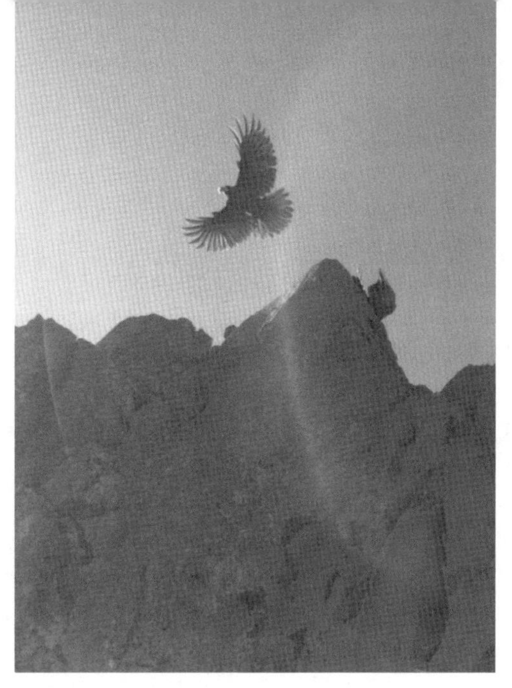

6. Anderswelt und geistige Kräfte: Systemische Natur- und Erlebnistherapie im spirituellen Kontext

Anderswelt und geistige Kräfte:

Systemische Natur- und Erlebnistherapie im spirituellen Kontext

Schamanen und Medizinmänner und -frauen waren schon bei den Urvölkern große Heiler, die sich dadurch auszeichneten, dass sie die Grenzen zwischen der diesseitigen und jenseitigen Welt übertreten konnten. In Trance-Reisen, mit Meditationen und Ritualen trugen sie zur Heilung der Menschen bei.

Auch in meiner Arbeit habe ich immer wieder die Erfahrung gemacht, dass nicht nur die Natur und die Elemente wertvolle Helfer sein können, sondern dass auch die geistige Welt jederzeit Unterstützung bietet, wenn man bereit ist, sich hierfür zu öffnen. Gerne teile ich einige meiner persönlichen Erfahrungen an dieser Stelle mit Euch – ohne diese als dogmatisch oder für jeden geeignet darstellen zu wollen. Lest sie mit Eurem ganzen Körper, Eurem Herzen und nehmt das für Euch an, was für Euch stimmig ist. Möge sich jeder seine eigenen, passenden Erkenntnisse daraus mitnehmen.

Alle nachfolgenden Berichte beziehen sich auf eine „TIME IN"-Maßnahme mit einem 13-jährigen Mädchen, das wir nachfolgend Aniela nennen.

Heilung von Räumen und Plätzen

(...) Das Durchdringen, Überschreiten und auch Aufsprengen von Grenzen ist immer dann stark erlebbar, wenn wir mit unseren besonderen Kindern unterwegs sind. Diese Kinder sind Juwelen und große Friedensstifter, die mit Freude und Liebe etwas Neues und ein neues Ankommen anstreben.

So nahmen wir auf diesem Weg auch eine Herzensöffnung, Freude und die Anbindung von Himmel und Erde wahr, zusammen mit einer ganz großen Herzenskraft und Liebe, von der wir spürten, dass diese dazu beitragen würde, Ängste, Angstfelder und Angstgrenzen in Leichtigkeit aufzulösen.

Bei der ersten Grenze war besonders die Energie von Freiheit spürbar: ein neues Land, eine neue Ebene, eine Vision vom Ankommen, in einem neuen Heimatgefühl. Die Energie war so geballt zwischen den Autos, dass wir viele Pausen, nahrhaftes Essen und Erdung brauchten.

An der zweiten Grenze sind wir mit dem Thema transgenerationale Traumata in Berührung gekommen. Hier, wo der Dolomitenkrieg stattfand, waren tatsächlich noch alte Ängste und alte Denkstrukturen spürbar. Ein hellwissender Südtiroler Heiler sprach einmal davon, dass die Brennerautobahn das Kernproblem des Landes wäre. Würde man diese auflösen, würden auch die Probleme verschwinden. Doch das alleine kann nicht die Lösung sein, da ja bereits ganze (Ahnen-)Völker mit ihren Bedürfnissen und Werten nicht gesehen wurden. Im und nach dem Krieg wurden viele Versprechen auf gesellschaftlicher und politischer Ebene nicht eingehalten. Unterdrückung, Verletzung, Ungerechtigkeiten und tiefer Schmerz führten zu transgenerationalen Traumata, bei denen ganze Kulturen nicht gesehen und wertgeschätzt wurden.

Wir konnten das alles auf einer tieferen Ebene im Auto wahrnehmen und sprachen darüber. Symptome des Traumas wie Schwitzen, Unruhe, Angst, übertrugen sich auf Aniela und ihre Begleitung , so dass wir intervenieren wollten. Spontan entschieden wir uns, rauszugehen und jeder einzelnen Seele, jedem Berg, jedem Elementarwesen in unserem Umfeld bewusst zu danken und zu bitten, diesen Groll, Ärger und den Hass in einer guten Energie jetzt loszulassen, auch wenn die Dinge nicht geklärt wurden. Da es jetzt Zeit ist loszulassen. Durch diese Dankbarkeit und das Gesehenwerden gaben wir energetisch die Möglichkeit in den Raum, diese Traumata auszulösen und sich jetzt dem Licht zuzuwenden. Und tatsächlich war es so dass sich plötzlich vieles spürbar auflöste: ein starrer Fels, ein ganz altes Feld der Unterdrückung, eine niederschwingende Energie konnte in Heilung gebracht werden. Bei uns flossen teilweise Tränen und wir waren sehr berührt von dieser gemeinsamen Intervention. Ja und auch wir konnten entspannt und in Freude weiter fahren. (...)

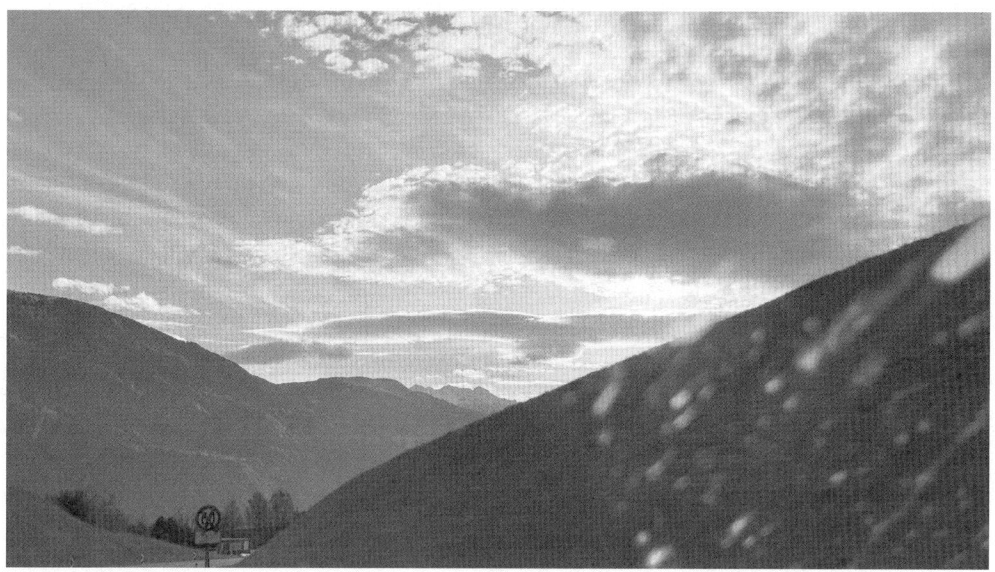

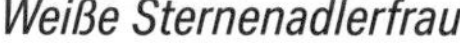

Weiße Sternenadlerfrau

Ein Heilfeld erstellen

(...) Ich entschied, bei Aniela in der psychiatrischen Klinik zu bleiben und in den kurzen Momenten, in denen sie die Augen aufmachte, war ich einfach nur da, was sie zu beruhigen schien. An ein Aufstehen war jedoch nicht zu denken.

In diesem Moment schrieb mir mein Kollege und Freund Stefan Braito, der meine Arbeit gut kennt. Er erwähnte die St. Magdalena Kirche, die nur 5 Minuten von der Klinik entfernt lag. „Ein guter Ort des Seins“, so nannte er sie. Das Wissen um die Nähe dieses guten Ortes und auch dass meine Kollegin Kerstin draußen mit meinem Hund auf mich wartete, unter schönen Bäumen, deren Blätter gerade in ein goldenes Herbstlicht getaucht waren, inspirierte mich und brachte mich auf eine Idee.

Ich tauchte ein in eine tiefe Meditation, in der ich sowohl die Kirche als auch das goldene Licht in den Bäumen visualisierte und kreierte in Gedanken eine energetische Verbindung zwischen diesen Orten sowie der Liebe in den Herzen aller Beteiligten. Ich ließ das Leuchten dieses „Dreiecks“ aus kraftvollen Energien größer werden, sich ausdehnen und so entstand ein Heilfeld, das sich spürbar über die Räume der Klinik legte. Ich konnte fühlen, wie in diesem Moment zahlreiche negative Energien von Angst und Krankheit aufgelöst und transformiert wurden und sich eine tiefe, friedvolle Ruhe ausbreitete.

Später fragte mich meine Kollegin, ob ich eine Idee hätte, warum dies so lange gedauert habe. Ich denke, wir haben dort für viele Menschen, die in Angst und Verzweiflung waren, gewirkt. Wir haben den Ort gereinigt von vergangenen Ängsten, Störfeldern und schweren Energien und haben gleichzeitig einen Nährboden vorbereitet für neue, positive, heilsame Kräfte. Unsere Liebe, unsere Haltung von Vertrauen, Wahrheit und Hoffnung hatte sich in das Feld der Klinik eingespeist.

Nach etwa 3 Stunden, in denen ich dieses Feld hielt, wurde Aniela wach. Sie konnte aufstehen, wenn auch noch etwas wackelig und wir konnten ohne weitere medizinische Unterstützung oder einen Sicherheitsdienst, mit einem netten, freundlichen „Auf Wiedersehen!“ die Klinik verlassen. Die Ärzte waren darüber sehr erstaunt, offensichtlich hatten sie damit überhaupt nicht gerechnet. Doch Aniela überzeugte sie vom Gegenteil und ging hoch erhobenen Hauptes aus der Klinik hinaus, wo sie von Kerstin und meinem Hund Berta empfangen wurde. Aniela atmete erleichtert die frische Luft ein und umarmte den Hund. Es war ein sehr berührender Moment. (...)

Schutzobjekte und Gebete

(...) In meiner Tasche hatte ich einen Obsidianspiegel, den ich in dieser Zeit oft berührte. (Obsidianspiegel dienen als Schutzobjekt, da sie unerwünschte Energien von Außen wieder zurückspiegeln). Auch das half mir dabei, meine Energie zu halten.

Langsam zeigte sich Aniela dann kooperativer, sie nahm ihre Medikamente widerstandslos und gab sich große Mühe, mitzumachen. So konnte die Fixierung, die sie nun schon so viele Stunden gefesselt hatte, endlich gelöst werden, woraufhin sie erschöpft, aber mit freien Armen und Beinen einschlief.

Ich wachte weiterhin über sie, meditierte und betete. Und ganz allmählich konnte ich spüren, wie sich eine liebevolle, ruhige Schwingung ausbreitete: Die Kombination aus dem Meer, dem Wald, meinem Hund und mir schien langsam eine Wirkung zu haben. Am letzten Tag hatte sich die Situation so verbessert, dass wir gehen durften, sogar freundlich und mit guten Wünschen verabschiedet wurden und alles mitbekamen, was wir brauchten.

So gingen wir endlich, erschöpft, aber erhobenen Hauptes durch die Tür hinaus und hinterließen so gut es uns möglich war ein Feld des Lichtes an diesen Ort des Grauens. Umarmt von der großen „Mutter Meer" fuhren wir an den nächsten Strand und ließen die Energie des Freiseins auf uns wirken. (...)

Schamanismus und Krafttiere

(...) Wir begaben uns auch mit einem Schamanen auf eine Heilreise, der alle negativen Kräfte lokalisieren sollte, die Aniela daran hinderten, ihre Heilung zu erreichen. Dies können üblicherweise Blockaden, Flüche oder Besetzungen sein.

In der schamanischen Begleitung stellte sich heraus, dass Aniela aus einem früheren Leben einen Bann / Verbannung zum Thema Familie hatte. Diese konnte erfolgreich aufgelöst werden. Zusätzlich wurden in ihr auf schamanische Weise Reinigungsprozesse aktiviert und so neue Ressourcen freigesetzt.

Besonders spannend war die Begegnung mit Anielas (Geburts-)Krafttier: Der Eule. Diese steht für eine große Weisheit und holte ihr nochmal ins Bewusstsein, dass sie von dieser Kraft seit ihrer Geburt begleitet wird.

Unterstützt wurde dieses Bild durch eine sehr berührende Energie, die wir am Lago die Lamar wahrnehmen konnten, als sich uns in der Felswand eine Struktur wie von einer kindlichen Eule zeigte, die wir fotografierten.

Als Aniela an Silvester eine Krafttierkarte für das kommende Jahr zog, zeigte sich auch hier, dass die Eule und die Weisheit in ihrer Zukunft liegen und die Verletzungen der Vergangenheit verwandelt werden können. Dies rundete das Bild vom Krafttier Eule nochmals auf schöne Weise ab und motivierte Aniela zusätzlich für ihren eigenen Heilprozess. (...)

Fazit

Als systemische Natur- und Erlebnistherapeuten und -therapeutinnen haben wir je nach Interesse, Veranlagung und persönlicher Lebenseinstellung viele Möglichkeiten, nicht nur die sichtbaren Kräfte der Natur für einen Heilprozess zu nutzen, sondern wir dürfen uns auch mit der geistigen Welt aktiv verbinden. Hierzu darf jeder seinen eigenen Zugang finden: Ob schamanische Praktiken, Engel, kosmische Kräfte, Geistführer, Ahnen oder Naturwesen – all dies sind Zugänge zu der einen göttlichen Quelle, die -meinem Empfinden nach – zu jeder Zeit und von Herzen gerne Unterstützung bietet, wenn wir danach fragen.

Es ist die Natur (Mutter Natur) und der Himmel (Vater Himmel) mit den vielen geistigen Unterstützern, dem Licht, den vielen Naturwesen – zusammengefasst die „Anderswelt", mit der wir durch unser SEIN gemeinsam WIRKEN können.

„Ich lasse die Liebe Gottes in mich fließen.
Ich lasse die Liebe der Göttin in mich fließen.
Ich lasse ihre Verbindung in mir wirken.
In meinem Herzen dehnt sich das EINS sein aus.
Innerer Frieden ist in mir."

AHO

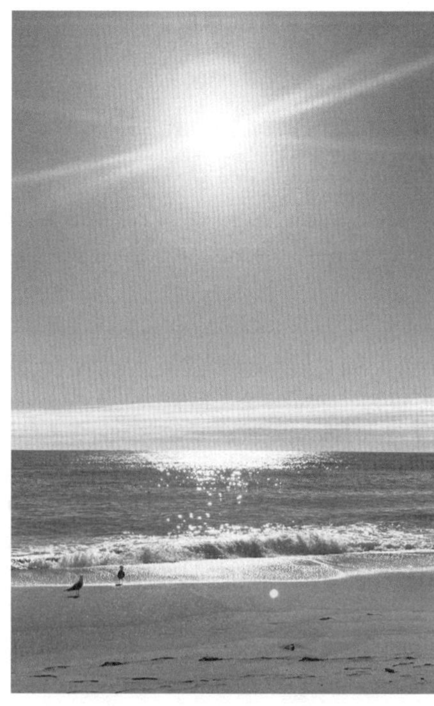

Lichtumarmung von Mutter Meer

Literatur / Quellen

Arvay, Clemens G.. Der Biophilia-Effekt: Heilung aus dem Wald. 1. Auflage, Ullstein, 2015.

Baierl, Martin & Frey, Kurt. Praxishandbuch Traumapädagogik: Lebensfreude, Sicherheit und Geborgenheit für Kinder und Jugendliche. 3. Auflage, Vandenhoeck & Ruprecht, 2016.

Bareuther, Gerda: Geistheilung. 1. Auflage. Eigenverlag. 2010.

Bundesverband Individual- und Erlebnispädagogik (©be) (Hrsg.). Selbstverständnis Erlebnistherapie. 05/2020. URL: https://www.bundesverband-erlebnispaedagogik.de/fileadmin/user_upload/be-ep.de/Dateien/Pdf/Downloads/20-05-26_be_selbstverstaendnis_erlebnistherapie.pdf

Bundesministerium für Bildung und Forschung. Der Deutsche Qualifikationsrahmen für lebenslanges Lernen. URL: https://www.dqr.de/dqr/de/home/_documents/startseite_artikel.html

Bundesverband Individual- und Erlebnispädagogik e.V. (Hrsg.). Berufsbild Erlebnistherapeut:in. 05/2020. URL: https://www.bundesverband-erlebnispaedagogik.de/fileadmin/user_upload/be-ep.de/Dateien/Pdf/Downloads/22-12-21_berufsbild_erlebnistherapeut.pdf

Brückner, Burkhart. Geschichte der Psychiatrie. 1. Auflage, Psychiatrie-Verlag, 2015.

Deutsche Gesellschaft für Homa-Therapie e.V. (Hrsg.). Agnihotra. URL: https://www.homatherapie.de/de/agnihotra.html

Deutsche Hauptstelle gegen die Suchtgefahren (Hrsg.). Süchtiges Verhalten: Grenzen und Grauzonen im Alltag. Schriftenreihe zum Problem der Suchtgefahren; Band 27, 1985.

Dörner, Klaus & Plog, Ursula. Irren ist menschlich: Lehrbuch der Psychiatrie, Psychotherapie. 1. Auflage der Neuausgabe, Psychiatrie-Verlag, 1996.

Erleben und Lernen: Handlungsorientierte Zeitschrift für erfahrungsorientiertes Lernen. Erlebnistherapie / Adventure Therapy: Ein dynamisches Feld entwickelt sich. 28. Jg., ZIEL-Verlag, 2/2020.

Fingerling, Anne. La Palmas verborgene Gesichter. 1. Auflage, Eigenverlag, 2008.

Herz, Monika. Alte Heilrituale: Selbstheilung im Medizinkreis. 1. Auflage, Heyne-Verlag, 2010.

Hüther, Gerald. Wie aus Stress Gefühle werden: Betrachtungen eines Hirnforschers. 3. Auflage, Vandenhoeck & Ruprecht, 2005.

Jensen, Maren & Hoffmann, Grit & Spreitz, Julia & Sadre-Chirazi-Stark, Michael. Diagnoseübergreifende Psychoedukation. 2. erw. Auflage, Psychiatrie-Verlag, 2014.

Kreszmeier, Astrid H.. Systemische Erlebnistherapie. 1. Auflage, Carl-Auer-Systeme-Verlag, 2008.

Kubny-Lüke, Beate. Ergotherapie im Arbeitsfeld Psychatrie. 2. Auflage, Thieme, 2009.

Pfeifer, Eric. Natur in Psychotherapie und künstlerischer Therapie. Band 2, Psychosozial-Verlag, 2019.

Pines, Ayala & Aronson, Elliot & Kafry, Ditsa. Ausgebrannt: Vom Überdruss zur Selbstentfaltung. 2. Auflage, Klett-Cotta, 1985.

Schilling, Johannes. Didaktik/Methodik der Sozialpädagogik: Grundlagen und Konzepte. 2. überarbeitete Aufl., Luchterhand Verlag, 1995.

Stahl, Eberhard. Dynamik in Gruppen: Handbuch der Gruppenleitung. 3. vollst. überarb. und erw. Auflage, Beltz, 2012.

Tolle, Eckhardt. Jetzt, die Kraft der Gegenwart: Ein Leitfaden zum spirituellen Erwachen. 19. Auflage, Kamphausen Media GmbH, 2010.

Wanke, Klaus & Täschner, Karl-Ludwig. Rauschmittel: Drogen, Medikamente, Alkohol. 5., völlig neu bearb. Auflage, Enke, 1985.

Wikipedia (Hrsg.). Kollegiale Fallberatung. URL: https://de.wikipedia.org/wiki/Kollegiale_Fallberatung

WHO, DIMDI, 2001-2012. ICF Version 2005. 2012. URL: https://www.dimdi.de/static/de/klassifikationen/icf/icfhtml2005/zusatz-02-vor-einfuehrung.htm.

Zuffellato, Andrea & Kreszmeier, Astrid H.. Lexikon Erlebnispädagogik: Theorie und Praxis der Erlebnispädagogik aus systemischer Perspektive. 3. vollst. überarb. Auflage, ZIEL-Verlag, 2022.

Anhang

Ausrüstungsliste – Systemische Erlebnistherapie

Wir haben eine Materialliste zusammengestellt, die sich aus Erfahrung bewährt hat. Jeder sollte allerdings mit dem Material arbeiten, mit dem er oder sie gut zurecht kommt.

Festes Schuhwerk (Trekkingschuhe, Bergschuhe mit guter Vibramsohle)
Wandersocken (z.B. von *Hanwag Alpine sock*)
Kleidung – bequeme Outdoorbekleidung (Zwiebellook, mehrere dünne Sachen)
Regenjacke/-hose
Taschentücher
Kopfbedeckung (für heiß und kalt)
Handschuhe
Handtuch
Persönliche Hygieneartikel
Persönliche Reisapotheke
Mücken- / Zeckenmittel
Sonnenschutz / Sonnenbrille
Großer Trekkingrucksack (66 – 68 l wird empfohlen)
Tagesrucksack (32 l) Plastiktüten für wasserdichtes Verpacken der Kleidung usw. innerhalb des Rucksacks!
Regenschutz für den Rucksack
Schlafsack (im Laden probeliegen und anprobieren, 3-Jahreszeiten-Schlafsäcke sind ideal)
Biwaksack (nicht unbedingt)
Lange Unterwäsche, (Merino Wolle, oder eine Mischung aus Wolle/Tencel ist zu empfehlen)
Streichhölzer (wasserdicht verpackt)
Trinkflasche
Teller, Tasse, Besteck (in einem eigenen Beutel empfiehlt sich)
Ökowaschmittel (z.B. Kernseife)
Plane – Tarp
Taschenmesser
Taschenlampe (Stirnlampen sind super, weil sie einem die Hände freihalten) Reservebatterien
Schnur
Schreibmaterial
Teleskopstöcke (wer die Knie schonen möchte)
Isomatte (zu empfehlen sind eine dünne, auch als Unterlage zum Sitzen, und eine dicke, die ideal warm hält, auch als Unterlage zum Schlafen, z.B. von Term-A-Rest)

Beispiele für den Notfall- und Ressourcenkoffer

Systemische Erlebnistherapeut/-therapeutin sollte die eigenen Stabilisierungspunkte kennen, aber auch die des Klienten oder der Klientin. Übungen wie das Erarbeiten des sicheren Ortes und „erdende", Halt gebende Methoden, die den Teilnehmenden immer wieder ins „Hier und Jetzt" holen können, insbesondere dann wenn er oder sie dissoziiert oder in kranke Muster verfällt. Diese Sicherheiten gehören in jeden Skill-Koffer des Systemischen Erlebnistherapeuten oder der -therapeutin.

- Entschleunigung – Klient oder Klientin bewusst bei Schnelligkeit in die Gegenbewegung anleiten
- Beruhigende Atemübungen
- Füße auf den Boden stellen, ggf. stampfen
- Sich im Hier und Jetzt orientieren, wo bin ich, welcher Tag ist heute ...
- Igelball drücken
- Eiswürfel lutschen
- Kaltes Wasser über die Hände fließen lassen
- Essen / Kaugummi kauen
- Notfall-Tropfen/Bonbon/Spray (Bachblüten)
- Kreativität, was genau? Was muss an Material im Haus sein?
- Lieblingsduft, welchen und wo steht er?
- Lieblingsmusik, welche genau? Ist sie auf dem Player installiert?
- Hund / Katze streicheln / knuddeln
- Übungen zur Stabilität, z.B. an einem Baum anlehnen, ist sie in dieser Situation im Kopf abrufbar? Braucht es eine CD, einen Zettel?
- An den „sicheren Ort" gehen, wirklich oder in der Meditation
- Märchen hören, lesen, die an positive Erfahrungen z.B. eine gute Erinnerung (Kindheit?) geknüpft sind
- Comics anschauen, ablenken
- Filme – auch hier: Welche Filme? Sind diese vorrätig?
- Hilfreiche Sprüche – wo sind diese?
- Schutzmantel-Übung, Meditation
- Schutzstein-Meditation (healing hand / christliches Licht)
- Handschmeichler, griffbereit
- Schutzspray
- Kuscheltiere, welche für welche Funktion?
- Fotos von schönen Erinnerungen, wo werden sie aufbewahrt?
- Spaziergang, wo genau lang?
- Schaumbad, welcher Duft am liebsten? Ist dieser vorrätig?
- Cappuccino, Tee, welcher Tee? Wo steht er in der Küche?

- Farben, welche? Wo stehen sie?
- Supervision, Kontakt und Vertrauensverhältnis sind schon aufgebaut
- Name und Telefonnummern von Beratungsstellen, Kliniken, Krisentelefonen, Selbsthilfechats
- Ggf. Telefonnummern von Freunden/Freundinnen, Therapeuten/Therapeutinnen, Betreuern/Betreuerinnen (Namen und Telefonnummern nicht an die erste Stelle setzen, nachts um 3 Uhr kann man kaum jemanden anrufen.)

Rituale zur Psychohygiene nach einem Klienten/Klientinnen-Besuch für den Therapeuten/die Therapeutin:

- Kleidung wechseln
- Hände waschen
- Energetische Reinigung
- Orte wechseln
- Pausen nutzen
- Berichte schreiben
- Kollegiale Beratung
- Supervision, schon im Vorfeld Termine ausmachen

Nachwort & Danksagung

Vor 7 Jahren begann ich, dieses Buch zu schreiben, zusammen mit Menschen aus der Aus- und Weiterbildung der Systemischen Erlebnistherapie und mit Menschen, mit denen ich nah zusammenarbeite. Nachdem wir die Wege, Entwicklungen und Inhalte der Systemischen Erlebnistherapie sichtbar gemacht haben ist vieles nochmals verändert und umgestaltet worden. Ich habe für dieses Buch die Teile ausgewählt, welche mir für einen Überblick wichtig erschienen. Die meisten Inhalte, Methoden und Erlebnisberichte sind im Zusammenwirken mit den Dozenten Stefan Maria Braito, Roger Braas, Anita Weißenbach, Robert Hepp, Jochen Hotstegs, Michael Rohde, Katrin Wesendonk, Andrea Kallenberg und Andrea Wittwer gestaltet worden.

Alle diese Menschen unterstützten das Konzept dieser Ausbildung von Anfang an mit einem klaren „Ja" aus dem Herzen heraus, mit weit geöffnetem Blick für das große Ganze und auch über nationale Grenzen hinaus. Vor allem aber auch mit einer hohen Qualität der jeweiligen Kompetenzbereiche, die ich gerne hier nochmals besonders hervorheben möchte. Gemeinsam arbeiten und optimieren wir seitdem gemeinsam an dieser Ausbildung, reflektieren und verbessern nach jedem Modul die Details.

Ein ganz besonderer Dank gilt Anita Weißenbach, die mich dabei unterstützt hat, mein „Feuer" für diese Ausbildung wieder neu zu entfachen als ich ins Allgäu kam, indem sie dort intensiv die ersten Schritte begleitet und ihre Erfahrungen als Ergotherapeutin mit eingebracht hat.

Ich danke Robert Hepp für die vielen leuchtenden, magischen Momente in der Natur, die wir teilen durften und für seine gute Struktur und Klarheit, die mich oft unterstützt hat. Dem Arzt und Mediziner Roger Braas danke ich für seinen Rückhalt, seine Motivation und seine medizinische Expertise, auf die ich mich zu jeder Zeit verlassen konnte und der immer an eine langfristige Zukunft für diese Aus- und Weiterbildung geglaubt hat.

Ein herzlicher Dank geht auch an Stefan Maria Braito, der mich schon immer in meiner Größe wahrgenommen, angenommen und meinen Weg unterstützt hat und mit dem ich immer wieder gemeinsam die Kraft von weiblicher und männlicher Energie bündeln darf, wodurch sich viele neue Tore zur geistigen, mehr als menschlichen Welt öffnen. Ebenso an Jochen Hotstegs, der als Erlebnistherapeut und wissenschaftlich Interessierter oft ehrenamtlich unterstützend an unserer Seite gewirkt hat, um die Systemische Erlebnistherapie auf stabile Beine zu stellen.

Auch danke ich dem evangelischen Pfarrer und Traumatherapeuten Dr. Th. Michael Rohde, der mich nicht nur durch seine Rolle als Vorreiter in der therapeutischen Arbeit mit Bundeswehr-Soldaten und -Soldatinnen unterstützt hat, sondern mir vor allem bei dem Thema Natur und Religion stets kollegial und auf Augenhöhe begegnet ist.

Danke an Kerstin Linter, die mich vor allem in meinem Wirken als Friedensstifterin in dieser Welt unterstützt hat und an Andrea Wittwer, die es immer wieder schafft, meine Energie in Worte zu fassen. Danke an Margit Weith für ihre Gabe der Musik und Poesie und an Sabine Zulauf, die sich mit ihrem Tun stets für das Wohl der Natur einsetzt.

Ich danke Katrin Wesendonk, Andreas Frimmersdorf, Katrin Peters, und Andrea Kallenberg, die immer an meiner Seite stehen und achtsam die Aus- und Weiterbildung mit begleiten. An dieser Stelle danke ich auch dem ganzen SISPA Team, das mir den Rücken frei hält, so dass ich frei für Inspiration bin. Ich danke Elke Dinnebier für die gemeinsame Reise als Dream-Team insbesondere in der Erlebnispädagogik. Lieben Dank dem „Kapuzen-Team" Stephan Rietz, Sören Lindenberg, Martina Müller und Olaf Hesse für das Kreieren und Vorangehen bei vielen wertvollen Konzepten und Projekten.

Auch an die vielen Teilnehmenden der Seminare sowie Helfern und Unterstützern, die sich mit eingebracht haben und von denen ich viel lernen durfte, die hier aber nicht alle namentlich genannt werden können, geht mein herzlicher Dank.

Ich danke meinen Hunden Bruno und Berta, die so oft in Seminarhäusern, Krankenhäusern oder auch in Gruppen mit Menschen in der Natur Türöffner und wertvolle Begleiter waren. Aber auch die vielen Besitzer und Hüter von den verschiedenen Häusern und Orten unseres Schaffens möchte ich wertschätzen dafür, dass wir ihre Orte und Räume in unsere Arbeit integrieren dürfen. Danke an das Team vom ZIEL-Verlag, der mit seiner Arbeit den Druck dieses Buches und damit den Ausdruck meiner Worte unterstützt hat. Danke auch an Michael Heß für die grafische Unterstützung.

Abschließend danke ich von Herzen allen Naturräumen und allen Helfern der geistigen Welt, ohne die unsere Arbeit nicht möglich wäre und die zu jeder Zeit liebevoll präsent sind.

An alle geht meine Liebe und mein dankbares Gefühl für ein gewebtes Netzwerk, das in dieser Zeit Großes bewirkt, das sich über alle Grenzen hinaus ausdehnt und in so vielen Bereichen Veränderung schafft: Medizin und Gesundheit, Seelsorge, Jugendhilfe, Wirtschaft, Bildung, Spiritualität ... Ich danke jedem Widerstand, von dem ich etwas lernen konnte und jeder Ermutigung, die mich vorangebracht hat.

Ich fühle mich bestärkt in dem Gefühl, gerufen zu sein und mutig voranzugehen mit meiner Aufgabe, die Systemische Erlebnistherapie in ihrer Schönheit, Wirkkraft und Sinnhaftigkeit in dieser Zeit sichtbar zu machen und damit eine neue Perspektive für belastete Menschen, Systeme und Teams zu erschaffen. Heute und in zukünftigen Generationen.

Herausgeber-Angaben

Annette Arla'ma Bergmann
SISPA GmbH
Asselner Straße 42
33165 Lichtenau
Deutschland

Telefon 08376 9763860
E-Mail buero@sispa.de
Internet www.sispa.de
www.arlama.de
www.global-peacemaking.com